KOCHBUCH FÜR KOHLENHYDRATARME ERNÄHRUNG

120 köstliche und einfache Rezepte für mühelosen Gewichtsverlust und bessere Gesundheit - inklusive 30-Tage-Essensplan

ROXANA KARABOGA

HAFTUNGSAUSSCHLUSS

Die in diesem Kochbuch enthaltenen Informationen sind ausschließlich zu Informations- und Bildungszwecken bestimmt. Es sollte nicht als professioneller medizinischer Rat oder als Ersatz für die Konsultation eines Arztes angesehen werden. Konsultieren Sie Ihren Arzt oder eine qualifizierte medizinische Fachkraft, bevor Sie Ihre Ernährung umstellen. Der Autor und der Verlag sind nicht verantwortlich für nachteilige Auswirkungen oder Folgen, die sich aus der Anwendung der in diesem Buch beschriebenen Rezepte, Vorschläge oder Verfahren ergeben. Gehen Sie nach eigenem Ermessen vor, wenn Sie die Rezepte in diesem Buch befolgen.

INHALTSVERZEICHNIS

EINFÜHRUNG

Der Einstieg in eine kohlenhydratarme Ernährung kann manchmal schwierig scheinen, aber mit der umfangreichen Sammlung köstlicher Rezepte in diesem Kochbuch war der Übergang zu einem gesünderen Lebensstil noch nie so einfach.

Die Vorteile einer kohlenhydratarmen Ernährung gehen über das Abnehmen der überflüssigen Pfunde hinaus. Es hat die Kraft, Ihre allgemeine Gesundheit zu verbessern, indem sie den Blutzuckerspiegel senkt, das gute Cholesterin erhöht und das Risiko von Herzkrankheiten verringert. Unser sorgfältig ausgearbeiteter Essensplan führt Sie durch jeden Tag und sorgt dafür, dass jeder Schritt Ihrer Reise problemlos und angenehm ist.

Dieses Kochbuch enthält 120 köstliche Rezepte für jede Mahlzeit des Tages, vom gesunden Frühstück bis zum Snack ohne Schuldgefühle. Wir wissen, dass Abwechslung entscheidend ist, um einen Diätplan durchzuhalten. Daher bieten unsere Rezepte eine Reihe von Geschmacksrichtungen aus verschiedenen Küchen der Welt und bleiben gleichzeitig den Prinzipien einer kohlenhydratarmen Ernährung treu.

Sie finden nicht nur sorgfältig zusammengestellte Rezepte mit leicht zu befolgenden Anweisungen, sondern jedes Gericht enthält auch Nährwertangaben, damit Sie auf Kurs bleiben. Jedes Rezept wurde im Hinblick auf seine Einfachheit konzipiert, sodass es auch für Kochanfänger ein Kinderspiel ist.

Ein besonderes Highlight dieses Buches ist unser 30-Tage-Essensplan, der Sie durch vier Wochen mit abwechslungsreichen und köstlichen kohlenhydratarmen Mahlzeiten führt. Dieser narrensichere Essensplan ist ein unverzichtbarer Leitfaden für Anfänger und erfahrene Abnehmwillige. Er sorgt dafür, dass Sie Ihre Mahlzeiten genießen können, anstatt sich über die Menge der Kohlenhydrate Gedanken zu machen.

In Verbindung mit hilfreichen Tipps und Tricks, die über das ganze Buch verteilt sind, möchten wir Ihnen Ihre kohlenhydratarme Reise so reibungslos wie möglich gestalten. Denken Sie bei der Lektüre dieses umfassenden Leitfadens voller kulinarischer Köstlichkeiten daran, dass eine gute Gesundheit aus achtsamen Essgewohnheiten und kleinen, aber wirkungsvollen Veränderungen im Laufe der Zeit resultiert.

CHAPTER 1

ÜBERBLICK ÜBER DIE KOHLENHYDRATARME ERNÄHRUNG

Eine kohlenhydratarme Diät ist ein Ernährungsplan, der sich auf die Verringerung der Kohlenhydratzufuhr konzentriert und gleichzeitig Lebensmittel mit hohem Proteingehalt, gesunden Fetten und nicht stärkehaltigem Gemüse bevorzugt. Das Hauptziel dieser Diät ist es, die Gewichtsabnahme zu fördern, die allgemeine Gesundheit zu verbessern und den Blutzuckerspiegel zu stabilisieren. Durch die Einschränkung von Kohlenhydraten lernt der Körper, Fett als primäre Brennstoffquelle zu nutzen, anstatt sich auf Glukose aus Kohlenhydraten zu verlassen.

Es gibt verschiedene Arten von kohlenhydratarmen Diäten, wie z. B. die ketogene (Keto), die Atkins-Diät und die Paleo-Diät. Jede dieser Diäten hat ihre eigenen Richtlinien und Makronährstoff-Verhältnisse. Der gemeinsame Nenner dieser Pläne ist die Konzentration auf den Verzehr von ganzen, unverarbeiteten Lebensmitteln und die Vermeidung von überschüssigem Zucker und raffinierten Kohlenhydraten.

Vorteile einer kohlenhydratarmen Ernährung

1. Gewichtsverlust: Kohlenhydratarme Diäten sind beliebt, weil sie die Gewichtsabnahme fördern, indem sie die Sättigung erhöhen und den Stoffwechsel verbessern.

2. Verbesserte Blutzuckerkontrolle: Die Reduzierung der Kohlenhydratzufuhr kann dazu beitragen, den Blutzuckerspiegel zu stabilisieren, was besonders für Menschen mit Typ-2-Diabetes oder Insulinresistenz von Vorteil sein kann.

3. Gesteigerte geistige Schärfe: Manche Menschen, die eine kohlenhydratarme Diät einhalten, berichten von einer verbesserten geistigen Schärfe und Konzentration aufgrund eines stabilen Blutzuckerspiegels.

4. Erhöhte Energie: Eine kohlenhydratarme Ernährung kann das Energieniveau erhöhen und die Müdigkeit verringern, indem sie eine konstante Energiezufuhr aus Fettquellen ermöglicht.

Lebensmittel für eine kohlenhydratarme Ernährung

1. Eiweiß: Fleisch, Geflügel, Fisch, Eier und Tofu sind ausgezeichnete Proteinquellen.

2. Gesunde Fette: Lebensmittel wie Olivenöl, Kokosnussöl, Avocado, Nüsse und Samen liefern wertvolle Fette.

3. Nicht-stärkehaltige Gemüsesorten: Grünes Blattgemüse wie Spinat und Grünkohl, sowie andere kohlenhydratarme Gemüsesorten wie Blumenkohl und Paprika.

4. Molkereiprodukte: Entscheiden Sie sich für Vollfett-Milchprodukte wie Käse, Butter, Sahne, Joghurt oder Milchalternativen aus Nüssen oder Samen.

Zu vermeidende Lebensmittel bei einer kohlenhydratarmen Diät

1. Zuckerhaltige Lebensmittel: Mit Zucker gesüßte Getränke, Süßigkeiten und Gebäck enthalten viele Kohlenhydrate und sollten vermieden werden.

2. Raffinierte Körner: Weißbrot, Nudeln, weißer Reis und andere raffinierte Getreideprodukte sollten bei einer kohlenhydratarmen Ernährung eingeschränkt oder ganz gestrichen werden.

3. Stärkehaltige Gemüsesorten: Stärkehaltige Gemüsesorten wie Kartoffeln, Süßkartoffeln und Mais sollten in Maßen verzehrt werden.

4. Zuckerreiche Früchte: Früchte wie Weintrauben, Bananen, Kirschen und Mangos sollten aufgrund ihres hohen Kohlenhydratgehalts nur in Maßen verzehrt werden.

Eine kohlenhydratarme Ernährung kann ein gesunder und effektiver Weg sein, um Gewicht zu verlieren und die allgemeine Gesundheit zu verbessern. Sie sollten jedoch unbedingt einen Arzt oder Ernährungsberater konsultieren, bevor Sie mit diesem Diätplan beginnen, da die individuellen Bedürfnisse variieren können.

CHAPTER 2

TIPPS FÜR DEN ERFOLG

Der Beginn einer kohlenhydratarmen Ernährung kann eine lohnende, aber auch herausfordernde Erfahrung sein. Um Ihnen zu helfen, auf dem richtigen Weg zu bleiben und die gewünschten Ergebnisse zu erzielen, haben wir eine Liste mit Tipps für eine erfolgreiche kohlenhydratarme Ernährung zusammengestellt. Wenn Sie diese Richtlinien befolgen, werden Sie besser gerüstet sein, um Ihre Ziele zu erreichen und dabei köstliche, gesunde Mahlzeiten zu genießen.

1. Planen Sie im Voraus: Die Planung der Mahlzeiten ist entscheidend für die Beständigkeit einer kohlenhydratarmen Ernährung. Nehmen Sie sich jede Woche Zeit, um Ihre Mahlzeiten zu planen, Einkaufslisten zu erstellen und Mahlzeiten für die kommenden Tage vorzubereiten. So stellen Sie sicher, dass Sie mit gesunden und zufriedenstellenden Optionen ausgestattet sind, anstatt auf ungesunde Alternativen zurückzugreifen oder sich beim Kochen zu langweilen.

2. Erfahren Sie mehr über Makronährstoffe: Machen Sie sich mit dem Konzept der Makronährstoffe (Eiweiß, Kohlenhydrate und Fett) und ihrer Rolle in der Ernährung vertraut. Dies wird Ihnen helfen zu verstehen, welche Lebensmittel Sie bei der Zusammenstellung ausgewogener kohlenhydratarmer Mahlzeiten, die Ihrem Geschmack und Ihren Ernährungsbedürfnissen entsprechen, bevorzugen oder vermeiden sollten.

3. Bleiben Sie hydriert: Trinken Sie den ganzen Tag über reichlich Wasser, um Ihren Körper hydriert und gesättigt zu halten, die Verdauung zu unterstützen und die allgemeine Gesundheit zu fördern.

4. Finden Sie Alternativen: Passen Sie Ihre Lieblingsrezepte mit kohlenhydratarmen Alternativen wie Mandelmehl oder Blumenkohlreis an, um Ihre Diät mühelos beizubehalten und trotzdem die Lebensmittel zu genießen, die Sie lieben.

5. Praktizieren Sie bewusstes Essen: Es kann verlockend sein, zu viel zu essen, wenn man sich an neue Routinen und Einschränkungen gewöhnt. Üben Sie also, bewusst zu essen und jeden Bissen zu genießen.

6. Hören Sie auf Ihren Körper: Erkennen Sie verschiedene Hungerzeichen, anstatt bei Heißhunger oder Langeweile automatisch nach mehr Essen zu greifen.

7. Legen Sie Wert auf Schlaf: Sorgen Sie für ausreichend Schlaf, denn er spielt eine wesentliche Rolle bei der Regulierung des Appetits, der Stressbewältigung und der Aufrechterhaltung eines gesunden Lebensstils.

8. Bewältigen Sie Stress: Bauen Sie Praktiken zum Stressabbau wie Meditation, Yoga oder Sport in Ihre Routine ein, da Stress zu Heißhungerattacken und Schwierigkeiten beim Einhalten eines Diätplans beitragen kann.

9. Genießen Sie die Abwechslung: Sorgen Sie dafür, dass Ihre Mahlzeiten interessant bleiben, indem Sie eine Vielzahl von Proteinen, Fetten und nicht stärkehaltigem Gemüse in Ihre Rezepte einbauen.

10. Nehmen Sie Rückschläge in Kauf: Denken Sie daran, dass Rückschläge ein normaler Bestandteil jeder Lebensstiländerung sind. Seien Sie also gnädig und nutzen Sie sie als Lernerfahrung, um Ihren Ansatz anzupassen und Ihre Widerstandsfähigkeit zu stärken.

Wenn Sie diese Tipps für eine erfolgreiche kohlenhydratarme Diät befolgen, sind Sie auf dem besten Weg, sich Gewohnheiten anzueignen, die einen nahrhafteren Lebensstil fördern, ohne auf Geschmack oder Zufriedenheit zu verzichten. Stürzen Sie sich mit Zuversicht auf die vielen köstlichen Rezepte in diesem Kochbuch, denn Sie wissen, dass Sie das nötige Rüstzeug und die Unterstützung für einen dauerhaften Erfolg haben.

CHAPTER 3

FRÜHSTÜCKSREZEPTE

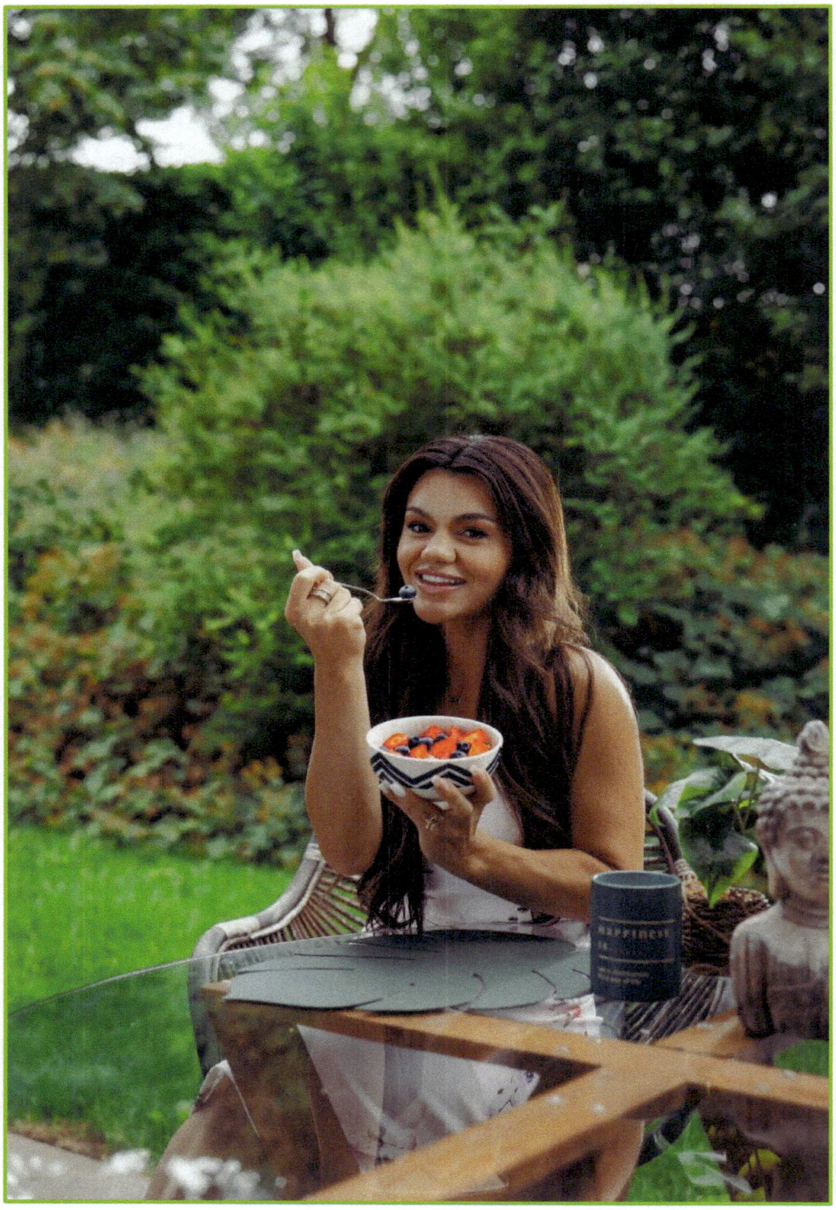

KÄSIGE SPINAT-OMELETTS

Zubereitungszeit:	Kochzeit:	Portionen:
10 Minuten	7 Minuten	2

ZUTATEN:

- 4 große Eier
- 240 g frischer Spinat, zerkleinert
- 120 g geriebener Cheddar-Käse
- 60 g gewürfelte Zwiebeln
- 60 g gewürfelte Paprikaschoten
- Mit Salz & Pfeffer abschmecken
- 1 Esslöffel Olivenöl

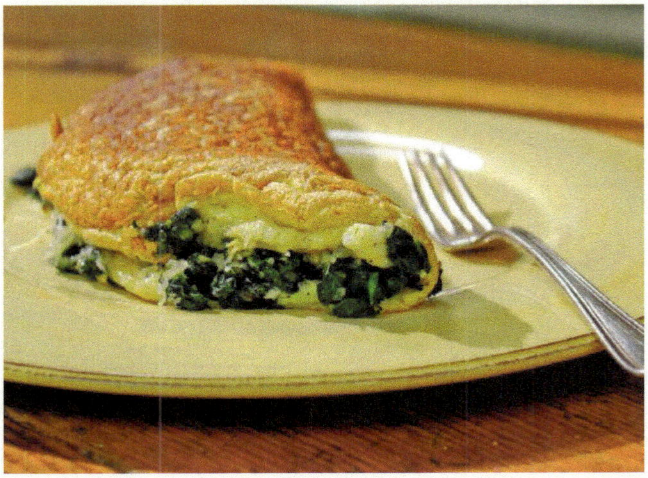

ANWEISUNGEN:

❖ Verquirlen Sie in einer mittelgroßen Schüssel die Eier, Salz und Pfeffer.

❖ Erhitzen Sie das Olivenöl in Ihrer antihaftbeschichteten Pfanne bei mittlerer Hitze, geben Sie die Zwiebeln und die Paprika hinzu und braten Sie sie innerhalb von 3 Minuten, bis sie leicht weich sind.

❖ Fügen Sie den Spinat hinzu und kochen Sie eine weitere Minute unter häufigem Rühren, bis der Spinat verwelkt ist.

❖ Gießen Sie die verquirlten Eier gleichmäßig hinein und kochen Sie sie innerhalb von 2 Minuten, damit der Boden des Omeletts fest wird. Streuen Sie den Cheddar-Käse darüber.

❖ Klappen Sie eine Seite des Omeletts vorsichtig um, um die andere Hälfte zu bedecken, und kochen Sie es innerhalb von 2 Minuten oder bis der Käse geschmolzen ist.

❖ Lassen Sie das Omelett vorsichtig auf Ihren Teller gleiten und servieren Sie es.

NÄHRWERTE (PRO PORTION):

Kalorien: 390; Netto-Kohlenhydrate: 4 g; Fett: 30 g; Eiweiß: 26 g

GRIECHISCHES JOGHURT-PARFAIT

Zubereitungszeit:	Kochzeit:	Portionen:
10 Minuten	0 Minuten	2

ZUTATEN:

- 240 g ungesüßter griechischer Joghurt
- 60 g Mandeln, gehackt
- 60 g Walnüsse, gehackt
- 60 g ungesüßte Kokosnussraspeln
- 120 g gemischte Beeren (Heidelbeeren, Himbeeren und Erdbeeren)
- **Optional:** Erythrit oder Stevia nach Geschmack

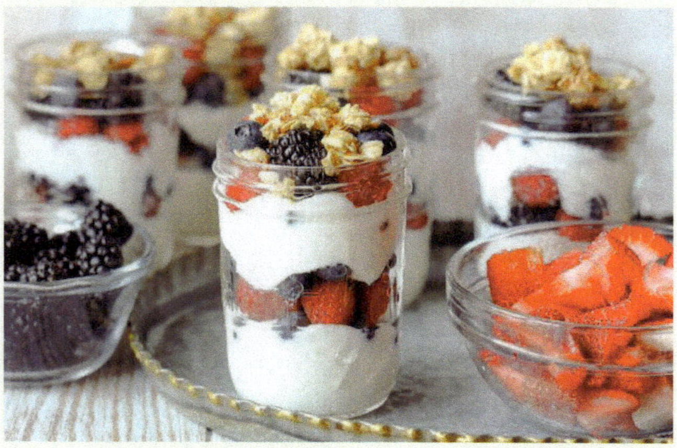

ANWEISUNGEN:

- Falls gewünscht, süßen Sie den griechischen Joghurt mit Erythrit
- Mischen Sie die Mandeln, Walnüsse und Kokosraspeln in einer separaten Schüssel.
- Verteilen Sie den Joghurt auf zwei Portionsgläser. Geben Sie eine Schicht der Nuss-Kokosnuss-Mischung darauf.
- Geben Sie dann eine Schicht gemischte Beeren in jedes Portionsglas. Wiederholen Sie den Vorgang, bis die Gläser voll sind.
- Nach Belieben mit zusätzlichen Beeren oder Nüssen garnieren. Servieren.

NÄHRWERTE (PRO PORTION):

Kalorien 316; Netto-Kohlenhydrate 12 g; Fett 24 g; Eiweiß 13 g;

RÄUCHERLACHS-RÜHREI

Zubereitungszeit:	Kochzeit:	Portionen:
10 Minuten	4 Minuten	2

ZUTATEN:

- 4 große Eier
- 80 g Räucherlachs, in dünne Scheiben geschnitten
- 1 Esslöffel ungesalzene Butter
- 2 Esslöffel Schlagsahne
- Mit Salz & Pfeffer abschmecken
- 2 Esslöffel gehackter frischer Dill
- 60 g zerbröckelter Fetakäse
- **Optionale Toppings:** in Scheiben geschnittene Avocado oder frische Kräuter

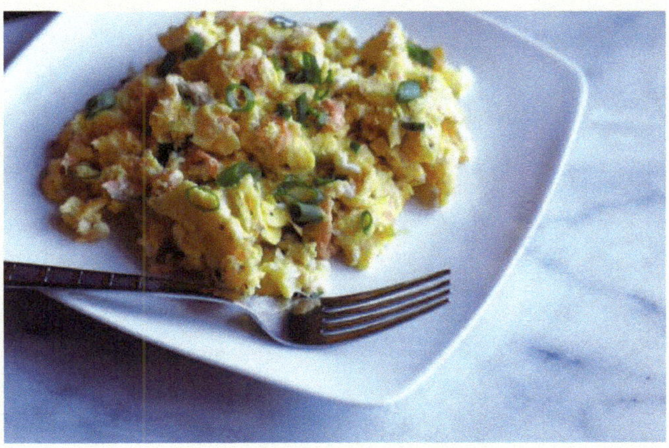

ANWEISUNGEN:

- Verquirlen Sie die Eier, die Sahne, das Salz und den Pfeffer in Ihrer Schüssel, bis alles gut vermischt ist.
- Erhitzen Sie Ihre antihaftbeschichtete Pfanne bei mittlerer bis niedriger Hitze. Fügen Sie die Butter hinzu und lassen Sie sie schmelzen.
- Gießen Sie die Eimischung darüber und kochen Sie sie innerhalb von 2 Minuten, bis die Eier zu stocken beginnen.
- Heben Sie den Räucherlachs und den Dill vorsichtig unter, während die Eier innerhalb von 1-2 Minuten gar sind.
- Heben Sie den Fetakäse vorsichtig unter, kurz bevor Sie ihn herausnehmen. Verteilen Sie das Rührei auf zwei Teller. Fügen Sie nach Wunsch optionale Toppings hinzu.

NÄHRWERTE (PRO PORTION):

Kalorien 389; Netto-Kohlenhydrate 3 g; Fett 31 g; Eiweiß 25 g

VEGGIE-EI-MUFFINS

Zubereitungszeit:	Kochzeit:	Portionen:
15 Minuten	20 Minuten	6

ZUTATEN:

- 8 große Eier
- 240 g gehackter Spinat
- 240 g gewürfelte Paprikaschoten (jede Farbe)
- 240 g gewürfelte Tomaten
- 120 g gewürfelte Zwiebeln
- 120 g geriebener Cheddar-Käse
- Mit Salz & Pfeffer abschmecken
- Antihaft-Kochspray

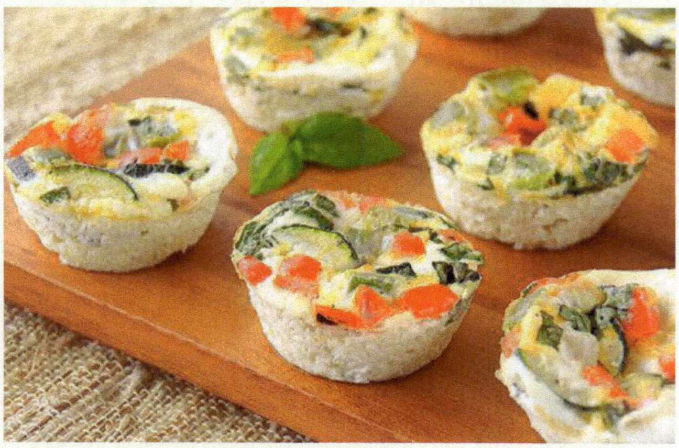

ANWEISUNGEN:

- ❖ Heizen Sie Ihren Ofen auf 175 °C vor. Besprühen Sie Ihre 12er-Muffinform mit Kochspray.
- ❖ Verquirlen Sie die Eier, das Salz und den Pfeffer in einer großen Schüssel, bis sie gut vermischt sind. Fügen Sie den Spinat, die Paprika, die Tomaten, die Zwiebeln und den Käse hinzu. Gut mischen.
- ❖ Füllen Sie jede Muffinform mit der Eier-Gemüse-Mischung. Backen Sie sie 20 Minuten lang, bis die Eiermuffins goldbraun sind. Herausnehmen, abkühlen lassen und dann servieren.

NÄHRWERTE (PRO PORTION):

Kalorien: 150; Netto-Kohlenhydrate: 3 g; Fett: 10 g; Eiweiß: 12 g;

ZUCCHINI-SPECK-BEIGNETS

Zubereitungszeit:	Kochzeit:	Portionen:
15 Minuten	6 Minuten	4

ZUTATEN:

- 2 mittelgroße Zucchini, geraspelt & überschüssige Flüssigkeit auspressen
- 4 Scheiben Speck, gekocht und zerbröselt
- 120 g Mandelmehl
- 60 g geriebener Parmesankäse
- 1 großes Ei, verquirlt
- 1/2 Teelöffel Knoblauchpulver
- Mit Salz & Pfeffer abschmecken
- 2 Esslöffel Olivenöl oder Avocadoöl

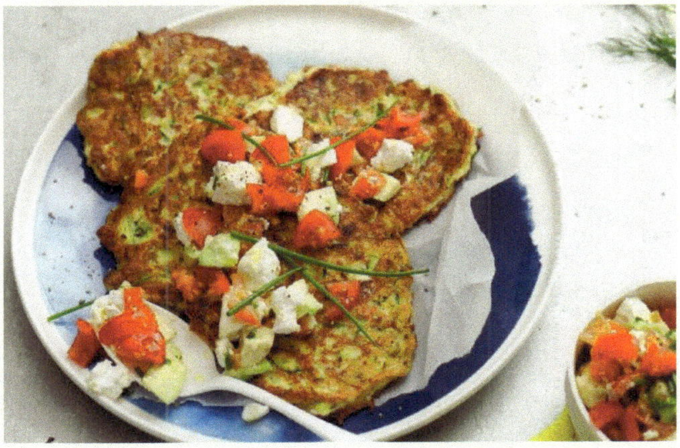

ANWEISUNGEN:

- Kombinieren Sie die Zucchini, den Speck, das Mandelmehl, den Parmesan, das geschlagene Ei, das Knoblauchpulver, das Salz und den Pfeffer in Ihrer großen Schüssel.
- Erhitzen Sie das Olivenöl in Ihrer antihaftbeschichteten Pfanne bei mittlerer Hitze.
- Formen Sie aus der Zucchinimischung kleine Beignets und legen Sie sie in die heiße Pfanne. Flachen Sie jeden Krapfen leicht ab.
- Braten Sie jeden Krapfen innerhalb von 3-5 Minuten auf jeder Seite, bis er knusprig ist. Geben Sie die gekochten Krapfen auf einen mit Papiertüchern ausgelegten Teller. Servieren.

NÄHRWERTE (PRO PORTION):

Kalorien 200; Netto-Kohlenhydrate 3 g; Fett 16 g; Eiweiß 9 g;

PFANNKUCHEN AUS MANDELMEHL

Zubereitungszeit:	Kochzeit:	Portionen:
10 Minuten	15 Minuten	4

ZUTATEN:

- 240 g Mandelmehl
- 3 große Eier
- 60ml ungesüßte Mandelmilch
- 1/2 Teelöffel Vanilleextrakt
- 1/4 Teelöffel Backpulver
- Eine Prise Salz
- 2 Esslöffel Erythrit oder ein anderes kohlenhydratarmes Süßungsmittel (optional)
- Butter oder Kokosnussöl zum Braten

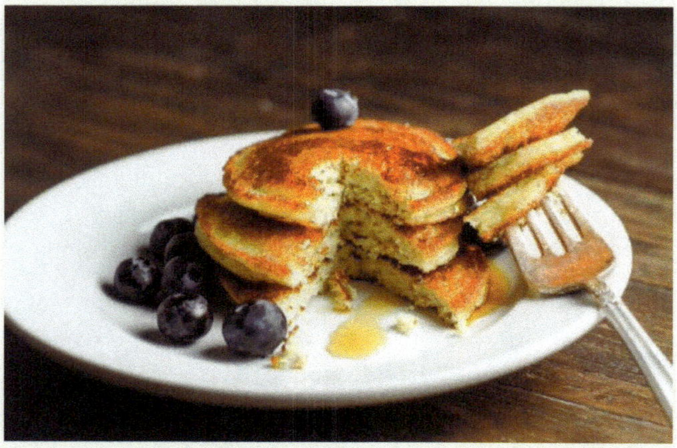

ANWEISUNGEN:

- ❖ Vermischen Sie Mandelmehl, Erythrit (falls verwendet), Backpulver und Salz in einer mittelgroßen Schüssel.
- ❖ Verquirlen Sie Eier, Mandelmilch und Vanilleextrakt in einer separaten Schüssel. Vermengen Sie sie mit der trockenen Mischung, bis sie glatt ist.
- ❖ Heizen Sie Ihre antihaftbeschichtete Pfanne oder Grillplatte bei mittlerer Hitze vor und fetten Sie sie leicht mit Butter ein.
- ❖ Gießen Sie 60 g des Teigs auf Ihre Pfanne und verteilen Sie ihn vorsichtig. Auf einer Seite 2-3 Minuten kochen, bis sich an der Oberfläche Blasen bilden.
- ❖ Drehen Sie die Pfannkuchen vorsichtig um und backen Sie sie auf der anderen Seite innerhalb von 1-2 Minuten, bis sie durchgebraten sind.
- ❖ Wiederholen Sie die Schritte mit dem restlichen Teig und fügen Sie je nach Bedarf mehr Butter oder Öl hinzu. Servieren.

NÄHRWERTE (PRO PORTION):

Kalorien 260; Netto-Kohlenhydrate 4 g; Fett 21 g; Eiweiß 12 g

ZIMT-CHIA-SAMEN-PUDDING

Zubereitungszeit:	Kochzeit:	Portionen:
10 Minuten + Kühlzeit	0 Minuten	4

ZUTATEN:

- 60 g Chiasamen
- 500ml ungesüßte Mandelmilch
- 1/2 Teelöffel reiner Vanilleextrakt
- 1 Esslöffel Erythrit oder Ihr bevorzugtes kohlenhydratarmes Süßungsmittel
- 1/4 Teelöffel gemahlener Zimt
- Eine Prise Salz
- Optionale Toppings: Nüsse, Beeren oder Kokosnussraspeln

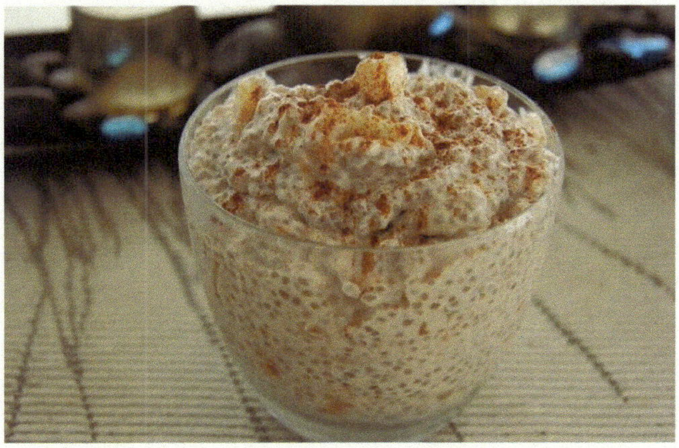

ANWEISUNGEN:

- Vermischen Sie Chiasamen, Mandelmilch, Vanille, Erythrit, Zimt und Salz in einer mittelgroßen Schüssel.
- Lassen Sie es 5 Minuten stehen, damit die Chiasamen eine gelartige Konsistenz bilden. Gut mischen.
- Decken Sie die Schüssel ab und stellen Sie sie innerhalb von 2 Stunden zum Festwerden in den Kühlschrank. Sobald der Pudding fest geworden ist, rühren Sie ihn um und verteilen ihn auf einzelne Servierschalen.
- Fügen Sie vor dem Servieren optionale Toppings wie Nüsse, Beeren oder Kokosraspeln hinzu.

NÄHRWERTE (PRO PORTION):

Kalorien 135; Netto-Kohlenhydrate 3 g; Fett 10 g; Eiweiß 5 g

KETO FRÜHSTÜCKSBURRITO

Zubereitungszeit:	Kochzeit:	Portionen:
10 Minuten	5 Minuten	4

ZUTATEN:

- 8 große Eier
- 60 g Schlagsahne
- Mit Salz & Pfeffer abschmecken
- 2 Esslöffel ungesalzene Butter
- 240 g geriebener Cheddar-Käse
- 4 große Salatblätter (Römersalat oder Eisbergsalat)
- 1 mittlere Avocado, in Scheiben geschnitten
- 120 g gehackte Tomaten
- 120 g kohlenhydratarme Salsa
- 120 g saure Sahne (optional)

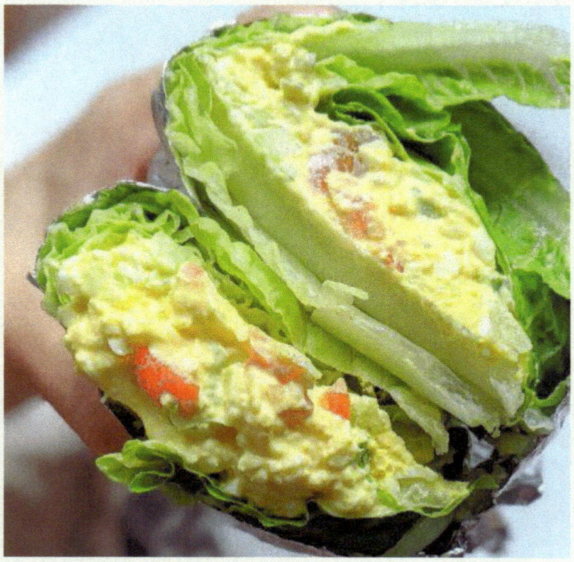

ANWEISUNGEN:

- Verquirlen Sie Eier, Sahne, Salz und Pfeffer in einer mittelgroßen Schüssel.
- Lösen Sie die Butter in Ihrer großen Antihaft-Pfanne bei mittlerer Hitze auf.
- Gießen Sie die Eimischung dazu und kochen Sie sie unter häufigem Rühren, bis sie verrührt ist. Entfernen.
- Legen Sie die Salatblätter auf Ihrer sauberen Oberfläche aus. Verteilen Sie das Rührei gleichmäßig auf den Salatblättern.
- Geben Sie jeweils Cheddar-Käse, Tomaten und einige Avocado-Scheiben darüber. Beträufeln Sie jede Portion mit Salsa, rollen Sie sie auf und servieren Sie sie.

NÄHRWERTE (PRO PORTION):

Kalorien 420; Netto-Kohlenhydrate 4 g; Fett 35 g; Eiweiß 22 g

KOKOSNUSSMEHL CRÊPES

Zubereitungszeit:	Kochzeit:	Portionen:
10 Minuten	3 Minuten	4

ZUTATEN:

- 60 g Kokosnussmehl
- 4 große Eier
- 120ml ungesüßte Mandelmilch
- 1 Teelöffel Vanilleextrakt
- 1 Esslöffel granuliertes Erythrit oder Süßstoff Ihrer Wahl
- Eine Prise Salz
- Antihaft-Kochspray oder Kokosnussöl zum Braten

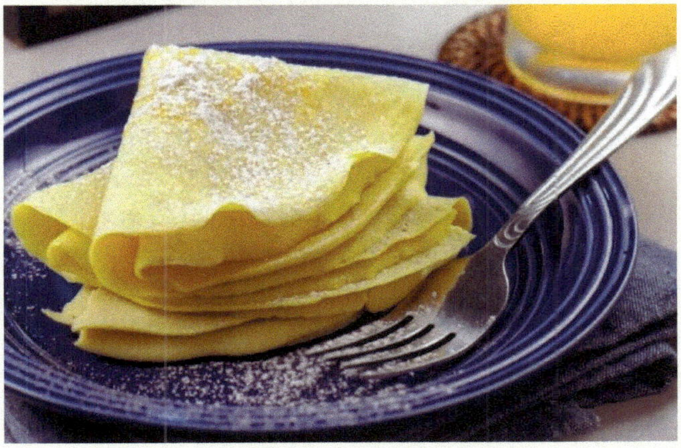

ANWEISUNGEN:

- Verquirlen Sie das Kokosmehl, die Eier, die Mandelmilch, die Vanille, den Süßstoff und das Salz in einer großen Schüssel zu einem glatten Teig.
- Heizen Sie Ihre Antihaft-Pfanne bei mittlerer Hitze vor und bestreichen Sie sie leicht mit Kochspray.
- Gießen Sie 60 g Teig in die Pfanne und schwenken Sie ihn, um ihn gleichmäßig zu verteilen.
- Backen Sie den Crêpe innerhalb von 2 Minuten, bis die Ränder leicht golden werden. Drehen Sie den Crêpe vorsichtig um und backen Sie ihn eine weitere Minute auf der anderen Seite.
- Geben Sie den fertigen Crêpe auf Ihren Teller und wiederholen Sie den Vorgang mit dem restlichen Teig. Servieren Sie sie warm mit einer kohlenhydratarmen Füllung Ihrer Wahl.

NÄHRWERTE (PRO PORTION):

Kalorien 130; Netto-Kohlenhydrate 4 g; Fett 8 g; Eiweiß 7 g

BLUMENKOHL HASHBROWNS

Zubereitungszeit:	Kochzeit:	Portionen:
10 Minuten	15 Minuten	4

ZUTATEN:

- 1 kg Blumenkohlreis, ausgepresste überschüssige Flüssigkeit, bis er trocken ist
- 1 großes Ei
- 120 g geriebener Parmesankäse
- 60 g Mandelmehl
- 1/2 Teelöffel Knoblauchpulver
- 1/2 Teelöffel Zwiebelpulver
- Mit Salz & Pfeffer abschmecken
- 2 Esslöffel Olivenöl

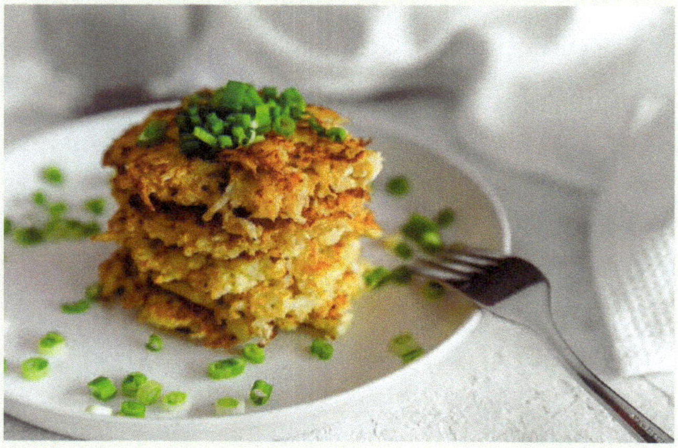

ANWEISUNGEN:

❖ Vermengen Sie den Blumenkohlreis, das Ei, den Parmesan, das Mandelmehl, das Knoblauchpulver, das Zwiebelpulver, das Salz und den Pfeffer in einer großen Schüssel.

❖ Erhitzen Sie das Olivenöl in Ihrer antihaftbeschichteten Pfanne bei mittlerer Hitze.

❖ Nehmen Sie etwa 60 g der Blumenkohlmischung, formen Sie sie zu einer Frikadelle und legen Sie sie dann in die Pfanne.

❖ Garen Sie sie innerhalb von 3-4 Minuten pro Seite, bis sie knusprig sind. Wiederholen Sie den Vorgang für die restlichen Hashbrowns.

❖ Geben Sie die gekochten Hashbrowns auf einen mit Papiertüchern ausgelegten Teller. Servieren.

NÄHRWERTE (PRO PORTION):

Kalorien: 205; Netto-Kohlenhydrate: 5 g; Fett: 15 g; Eiweiß: 10 g;

KETO FRISCHKÄSEWAFFELN

Zubereitungszeit:	Kochzeit:	Portionen:
10 Minuten	5 Minuten	4

ZUTATEN:

- 120 g Frischkäse, erweicht
- 4 große Eier
- 60 g Mandelmehl
- 60 g Kokosnussmehl
- 1/2 Teelöffel Backpulver
- 1/4 Teelöffel Salz
- 1/2 Teelöffel Vanilleextrakt
- **Optionale Toppings:** zuckerfreier Sirup, Butter, Beeren, Schlagsahne

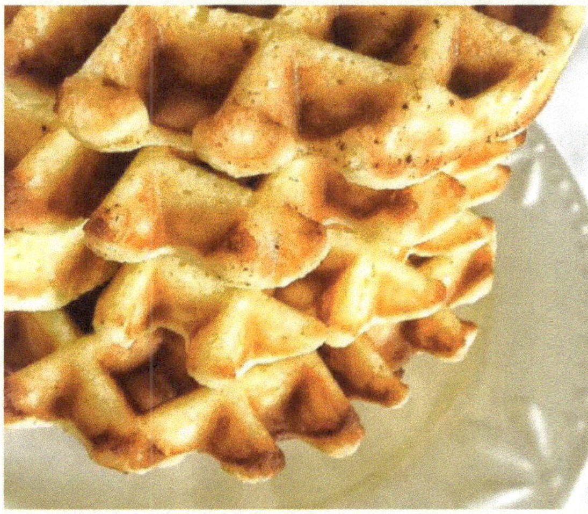

ANWEISUNGEN:

- Heizen Sie Ihr Waffeleisen vor und fetten Sie es leicht mit Kochspray ein.
- Verquirlen Sie in einer großen Schüssel den Frischkäse und die Eier, bis sie glatt sind. Fügen Sie das gesamte Mehl, das Backpulver, das Salz und die Vanille hinzu und verquirlen Sie alles zu einer glatten Masse.
- Löffeln Sie etwa ¼ des Waffelteigs auf Ihr Waffeleisen. Schließen Sie den Deckel und garen Sie sie innerhalb von 5 Minuten, bis sie knusprig sind.
- Nehmen Sie die fertige Waffel vorsichtig heraus und wiederholen Sie den Vorgang mit dem restlichen Teig. Warm servieren, mit optionalen Toppings.

NÄHRWERTE (PRO PORTION):

Kalorien 277; Netto-Kohlenhydrate 5 g; Fett 22 g; Eiweiß 11 g

NUSSIGE MÜSLISCHALE

Zubereitungszeit:	Kochzeit:	Portionen:
10 Minuten	20 Minuten	6

ZUTATEN:

- 500 g gemischte Nüsse (Mandeln, Walnüsse, Pekannüsse)
- 120 g ungesüßte Kokosraspeln
- 60 g Sonnenblumenkerne
- 60 g Kürbiskerne
- 2 Esslöffel Chiasamen
- 1 Teelöffel Zimt
- 1/2 Teelöffel Salz
- 60 g granuliertes Erythrit oder ein anderes kohlenhydratarmes Süßungsmittel
- 80ml geschmolzenes Kokosnussöl
- 1 Teelöffel Vanilleextrakt

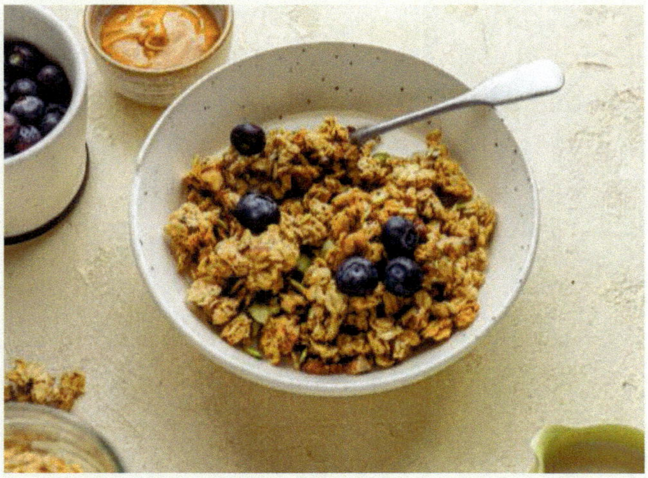

ANWEISUNGEN:

- ❖ Heizen Sie Ihren Ofen auf 160 °C vor. Legen Sie Ihr Backblech mit Pergamentpapier aus.
- ❖ Kombinieren Sie die gemischten Nüsse, Kokosraspeln, Sonnenblumen-, Chia- und Kürbiskerne, Zimt, Salz und Erythrit in Ihrer großen Schüssel.
- ❖ Mischen Sie das Kokosnussöl und die Vanille unter. Verteilen Sie die Mischung auf Ihrem Backblech.
- ❖ Innerhalb von 20 Minuten goldbraun backen, dabei alle 5 Minuten umrühren, um ein gleichmäßiges Garen zu gewährleisten.
- ❖ Nehmen Sie ihn heraus, lassen Sie ihn abkühlen und servieren Sie ihn mit Ihrem Lieblingsjoghurt oder Ihrer Lieblingsmilch mit wenig Kohlenhydraten.

NÄHRWERTE (PRO PORTION):

Kalorien: 358; Netto-Kohlenhydrate: 5 g; Fett: 34 g; Eiweiß: 9 g

SHAKSHUKA MIT RICOTTA-KÄSE

Zubereitungszeit:	Kochzeit:	Portionen:
15 Minuten	26 Minuten	4

ZUTATEN:

- 2 Esslöffel Olivenöl
- 1 mittelgroße Zwiebel, gewürfelt
- 2 Knoblauchzehen, gehackt
- 1 mittlere Paprika, gewürfelt
- 1/2 kleine Chilischote, fein gehackt (optional)
- 1 Dose gewürfelte Tomaten ohne Zuckerzusatz
- 1 Teelöffel gemahlener Kreuzkümmel
- 1/2 Teelöffel geräucherte Paprika
- Mit Salz & Pfeffer abschmecken
- 4 große Eier
- 120 g Ricotta-Käse

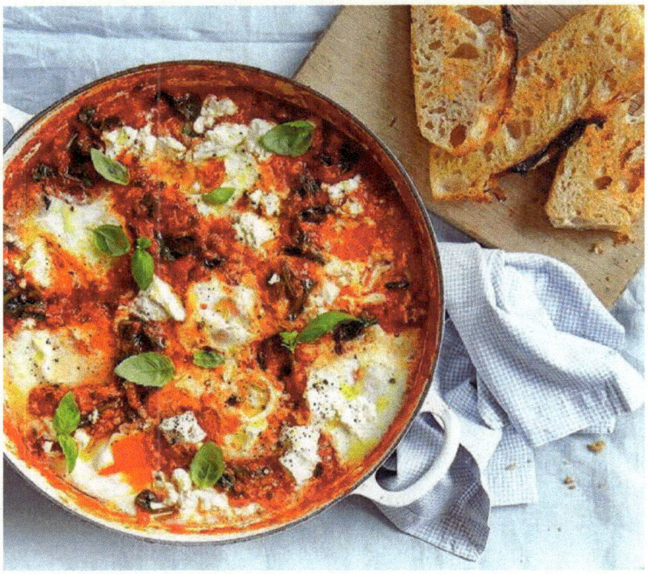

ANWEISUNGEN:

- Erhitzen Sie das Olivenöl in Ihrer großen Pfanne bei mittlerer Hitze. Fügen Sie die Zwiebel hinzu und kochen Sie sie innerhalb von 5 Minuten weich.
- Rühren Sie den Knoblauch, die Paprika und die Chilischote (falls verwendet) ein und kochen Sie sie innerhalb von 5 Minuten.
- Geben Sie die Dosentomaten, Kreuzkümmel, Paprika, Salz und Pfeffer hinzu. Stellen Sie die Hitze auf niedrig und köcheln Sie innerhalb von 10 Minuten.
- Machen Sie vier kleine Vertiefungen in Ihrer Tomatenmischung und geben Sie in jede Vertiefung ein Ei.
- Decken Sie die Pfanne ab und kochen Sie 6 bis 8 Minuten, bis das Eiweiß fest geworden ist. Verteilen Sie den Ricotta-Käse löffelweise in der Pfanne und servieren Sie sie dann.

NÄHRWERTE (PRO PORTION):

Kalorien: 275; Netto-Kohlenhydrate: 9 g; Fett: 19 g; Eiweiß: 16 g

GEFÜLLTE AVOCADO MIT KÄSIGEM SPECK

Zubereitungszeit:	Kochzeit:	Portionen:
10 Minuten	15 Minuten	4

ZUTATEN:

- 2 reife Avocados, halbiert und entkernt
- 8 Scheiben Speck
- 240 g geriebener Cheddar-Käse
- 120 g Kirschtomaten, halbiert
- 1 Jalapeño, entkernt und gehackt (optional)
- Mit Salz & Pfeffer abschmecken

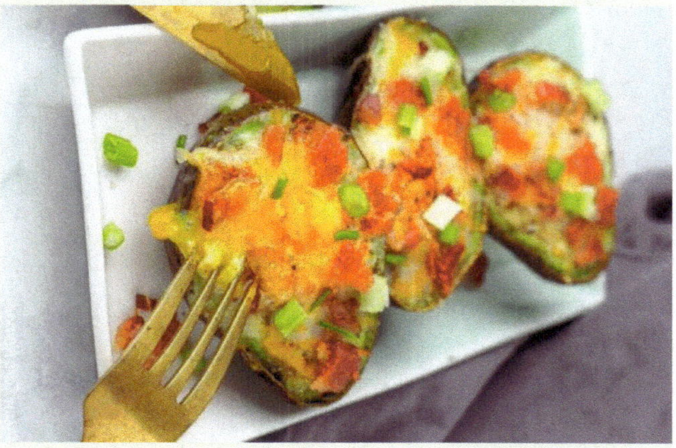

ANWEISUNGEN:

- ❖ Heizen Sie Ihren Ofen auf 190 °C vor. Legen Sie Ihr Backblech mit Pergamentpapier aus.
- ❖ Braten Sie den Speck in Ihrer Pfanne knusprig an. Geben Sie ihn auf einen mit Papiertüchern ausgelegten Teller, um das überschüssige Fett abzutropfen.
- ❖ Heben Sie vorsichtig etwas Fruchtfleisch aus jeder Avocadohälfte aus, sodass eine kleine Mulde entsteht.
- ❖ Legen Sie die Avocadohälften mit der Hautseite nach unten auf Ihr Backblech. Mit Salz und Pfeffer bestreuen.
- ❖ Verteilen Sie den Cheddar-Käse gleichmäßig auf Ihre vier Avocado-Hälften und füllen Sie jede gut aus.
- ❖ Legen Sie auf jedes Avocadoboot 2 Speckscheiben und Kirschtomatenhälften. Falls gewünscht, Jalapeño hinzufügen.
- ❖ Backen Sie 10 bis 12 Minuten, bis der Käse geschmolzen ist. Servieren.

NÄHRWERTE (PRO PORTION):

Kalorien 324; Netto-Kohlenhydrate 5 g; Fett 29 g; Eiweiß 13 g

HÜHNERWURST-PASTETCHEN

Zubereitungszeit:	Kochzeit:	Portionen:
15 Minuten	8-10 Minuten	4

ZUTATEN:

- 500 g gewolftes Hühnerfleisch
- 60 g Mandelmehl
- 1 großes Ei
- 2 grüne Zwiebeln, fein gehackt
- 2 Knoblauchzehen, gehackt
- 1/2 Teelöffel Paprika
- 1/2 Teelöffel getrockneter Oregano
- Mit Salz & Pfeffer abschmecken
- Olivenöl zum Kochen

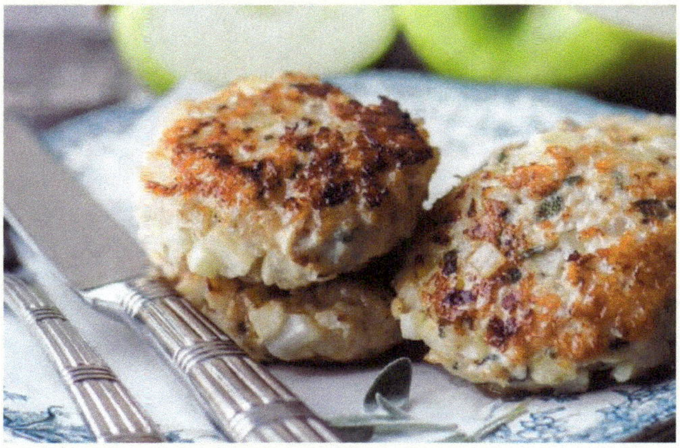

ANWEISUNGEN:

- ❖ Vermischen Sie das gewolfte Hühnerfleisch, Mandelmehl, Ei, Frühlingszwiebeln, Knoblauch, Paprika, Oregano, Salz und Pfeffer in einer großen Schüssel.
- ❖ Teilen Sie Ihre Mischung in acht Teile und formen Sie diese zu Wurstpasteten. Erhitzen Sie Ihre Antihaft-Pfanne mit etwas Olivenöl bei mittlerer Hitze.
- ❖ Legen Sie die Wurstpastetchen in die Pfanne und braten Sie sie in 4-5 Minuten pro Seite goldbraun.
- ❖ Nehmen Sie die gekochten Hühnerwurstpasteten heraus und legen Sie sie auf einen mit Papiertüchern ausgelegten Teller, um überschüssiges Öl zu entfernen. Servieren.

NÄHRWERTE (PRO PORTION):

Kalorien: 285; Netto-Kohlenhydrate: 2 g; Fett: 19 g; Eiweiß: 22 g

FRÜHSTÜCKSPIZZA MIT LEINSAMEN

Zubereitungszeit:	Kochzeit:	Portionen:
15 Minuten	20 Minuten	4

ZUTATEN:

- 240 g Leinsamenmehl
- 4 große Eier, geteilt
- 120 g zerkleinerter Mozzarella-Käse
- 120 g geriebener Parmesankäse
- 1/2 Teelöffel Backpulver
- 1/4 Teelöffel Salz
- 1/2 Teelöffel Knoblauchpulver
- 1/2 Teelöffel italienisches Gewürz
- 120ml kohlenhydratarme Tomatensauce
- 240 g gekochte und zerbröckelte Frühstückswurst
- 240 g geriebener Cheddar-Käse
- 240 g Brokkoliröschen, gedünstet oder blanchiert
- 240 g Kirschtomaten, halbiert

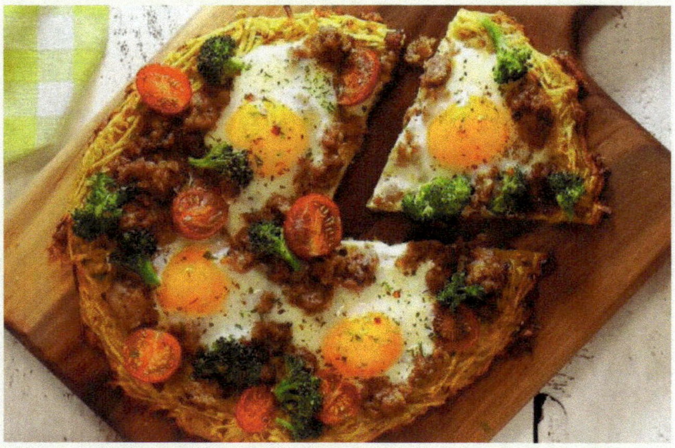

ANWEISUNGEN:

- ❖ Heizen Sie Ihren Ofen auf 170 °C vor. Legen Sie Ihr Backblech mit Pergamentpapier aus.
- ❖ Vermengen Sie in Ihrer Schüssel Leinsamenmehl, Mozzarella, Parmesan, Backpulver, Salz, Knoblauchpulver, italienische Gewürze und zwei Eier, bis eine teigartige Konsistenz erreicht ist.
- ❖ Verteilen Sie den Teig gleichmäßig auf Ihrem Backblech. Backen Sie die Kruste innerhalb von 8 Minuten, bis sie leicht gebräunt ist.
- ❖ Entfernen Sie die Kruste und verteilen Sie die Tomatensauce darauf. Mit Frühstückswurst, Cheddar-Käse, Brokkoliröschen und Kirschtomaten belegen.
- ❖ Schlagen Sie die restlichen zwei Eier auf den Pizzabelag, ohne das Eigelb zu zerbrechen.
- ❖ Backen Sie die Pizza innerhalb von 12 Minuten, bis der Eischnee fest ist. Herausnehmen, abkühlen lassen, in Scheiben schneiden und servieren.

NÄHRWERTE (PRO PORTION):

Kalorien 450; Netto-Kohlenhydrate 6 g; Fett 34 g; Eiweiß 28 g

MEDITERRANE EIERSALAT CUPS

Zubereitungszeit:	Kochzeit:	Portionen:
20 Minuten	10 Minuten	4

ZUTATEN:

- 6 große Eier, hartgekocht, geschält und gehackt
- 60 g griechischer Joghurt
- 2 Esslöffel Mayonnaise
- 60 g gehackte rote Zwiebel
- 60 g gehackte Kalamata-Oliven
- 60 g gewürfelte Gurke
- 60 g gewürfelte Tomaten
- 2 Esslöffel gehackte frische Petersilie
- Mit Salz & Pfeffer abschmecken
- 8 große Salatblätter (wie Bibb oder Romaine)

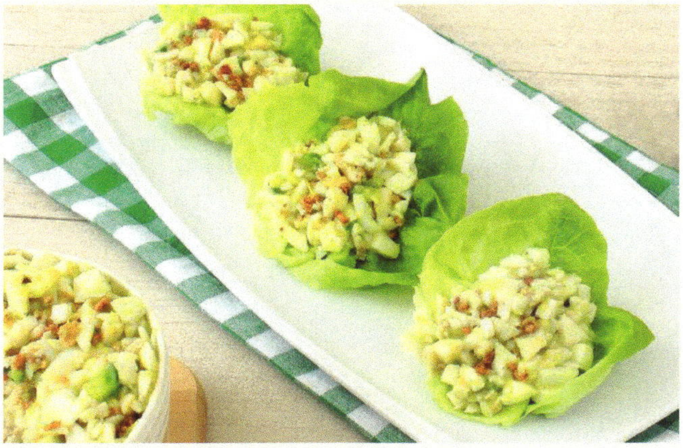

ANWEISUNGEN:

- Mischen Sie Joghurt, Mayonnaise, rote Zwiebeln, Kalamata-Oliven, Gurken, Tomaten und Petersilie in Ihrer Schüssel. Heben Sie die Eier vorsichtig unter, und würzen Sie sie mit Salz und Pfeffer.
- Um die Eiersalatbecher zusammenzustellen, legen Sie zwei Salatblätter auf jeden Servierteller, sodass eine kleine "Tassenform" entsteht. Füllen Sie jeden Salatbecher mit Eiersalat und servieren Sie ihn dann.

NÄHRWERTE (PRO PORTION):

Kalorien: 205; Netto-Kohlenhydrate: 6 g; Fett: 15 g; Eiweiß: 11 g

BEEREN-SMOOTHIE-BOWL

Zubereitungszeit:	Kochzeit:	Portionen:
10 Minuten	0 Minuten	2

ZUTATEN:

- 240 g gemischte Beeren (Erdbeeren, Heidelbeeren, Himbeeren)
- 1/2 mittlere Avocado
- 180ml ungesüßte Mandelmilch
- 60 g Schlagsahne
- 1 Esslöffel Chiasamen
- 1 Löffel kohlenhydratarmes Proteinpulver (Geschmacksrichtung Vanille)
- Stevia oder Erythrit nach Geschmack
- **Optionale Toppings:** gehackte Nüsse, ungesüßte Kokosnussflocken, Kakaonibs

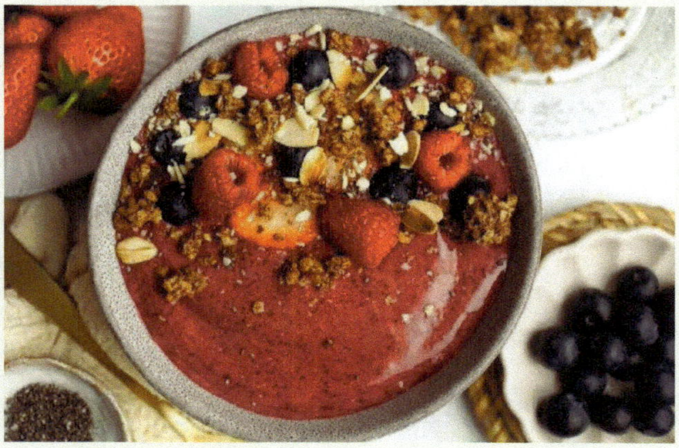

ANWEISUNGEN:

- ❖ Geben Sie die gemischten Beeren, die Avocado, die Mandelmilch, die Sahne, die Chiasamen, das kohlenhydratarme Proteinpulver und den Süßstoff in Ihren Mixer.
- ❖ Mixen Sie, bis die Masse glatt ist. Gießen Sie die Mischung in zwei Schüsseln. Fügen Sie optionale Toppings hinzu und servieren Sie dann.

NÄHRWERTE (PRO PORTION):

Kalorien: 310; Netto-Kohlenhydrate: 6 g; Fett: 22 g; Eiweiß: 15 g

GRÜNE GÖTTIN FRÜHSTÜCKS-SMOOTHIE

Zubereitungszeit:	Kochzeit:	Portionen:
5 Minuten	0 Minuten	2

ZUTATEN:

- 500 g frischer Blattspinat, verpackt
- 1 mittelgroße Avocado, entkernt und geschält
- 120 g Gurke, gewürfelt
- 60 g frische Basilikumblätter
- 2 Esslöffel Chiasamen
- 60ml ungesüßte Mandelmilch
- 60ml ungesüßte Kokosnussmilch
- 1 Esslöffel frisch gepresster Zitronensaft
- 1 Teelöffel Swerve oder Mönchsfrucht-Süßstoff (optional)
- Ein paar Eiswürfel (optional)

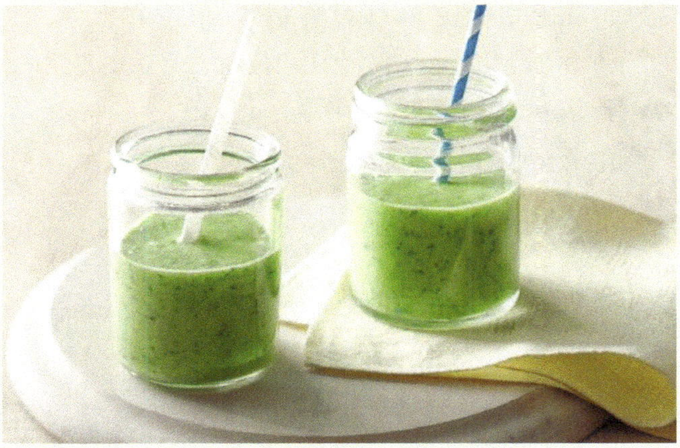

ANWEISUNGEN:

- Geben Sie den Spinat, die Avocado, die Gurke, das Basilikum, die Chiasamen, die Milch und den Zitronensaft in Ihren Mixer. Mixen Sie, bis die Masse glatt ist.
- Fügen Sie Swerve für zusätzliche Süße hinzu, falls gewünscht. Wenn Sie einen kälteren Smoothie bevorzugen, geben Sie ein paar Eiswürfel hinzu.
- Gießen Sie die Smoothie-Mischung in zwei Serviergläser und servieren Sie sie.

NÄHRWERTE (PRO PORTION):

Kalorien: 279; Netto-Kohlenhydrate: 5 g; Fett: 22 g; Eiweiß: 9 g

TOMATEN-EIER-PAKETE

Zubereitungszeit:	Kochzeit:	Portionen:
10 Minuten	5 Minuten	2

ZUTATEN:

- 1 große Tomate, in 4 dicke Scheiben geschnitten
- 4 große Eier
- 4 Esslöffel Avocadoöl, geteilt
- Salz & Pfeffer, nach Geschmack
- 60 g geriebener Parmesankäse (optional)

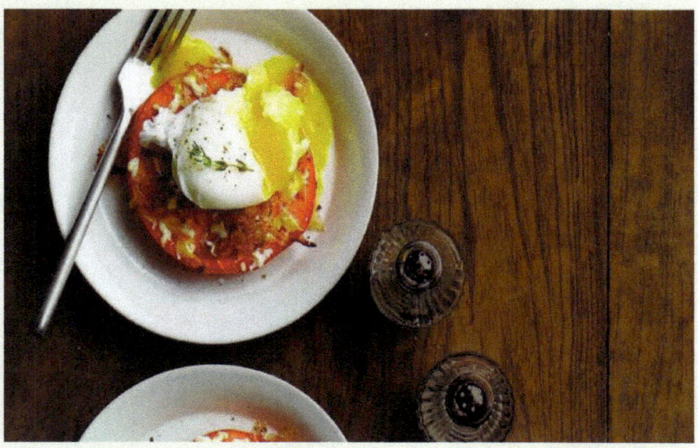

ANWEISUNGEN:

- Erhitzen Sie 2 Esslöffel Avocadoöl in Ihrer antihaftbeschichteten Pfanne bei mittlerer Hitze.
- Fügen Sie die Tomatenscheiben hinzu und braten Sie sie innerhalb von 1 Minute auf jeder Seite, bis sie leicht weich werden. Mit Salz und Pfeffer würzen. Nehmen Sie sie heraus und legen Sie sie auf Ihrem Teller beiseite.
- Geben Sie das restliche Avocadoöl in dieselbe Pfanne und erhitzen Sie es bei mittlerer bis niedriger Hitze.
- Schlagen Sie die Eier in die Pfanne und achten Sie dabei darauf, dass das Eigelb nicht platzt. Kochen Sie innerhalb von 3-4 Minuten, bis das Eiweiß fest ist, das Eigelb aber noch flüssig ist.
- Richten Sie in der Zwischenzeit die Tomatenscheiben auf jedem Servierteller an. Legen Sie vorsichtig jeweils ein Ei darauf. Mit Salz und Pfeffer würzen.
- Streuen Sie den Parmesankäse gleichmäßig über jedes Ei, falls gewünscht. Servieren.

NÄHRWERTE (PRO PORTION):

Kalorien: 430; Netto-Kohlenhydrate: 4 g; Fett: 37 g; Eiweiß: 18 g

GRASGEFÜTTERTES RINDFLEISCH MIT SPINAT-RÜHREI

Zubereitungszeit:	Kochzeit:	Portionen:
10 Minuten	15 Minuten	4

ZUTATEN:

- 500 g grasgefüttertes Rinderhackfleisch
- 1 kg Babyspinatblätter
- 1 mittelgroße Zwiebel, fein gewürfelt
- 2 Knoblauchzehen, gehackt
- 1 Esslöffel Olivenöl
- Salz & Pfeffer, nach Geschmack
- 4 große Eier

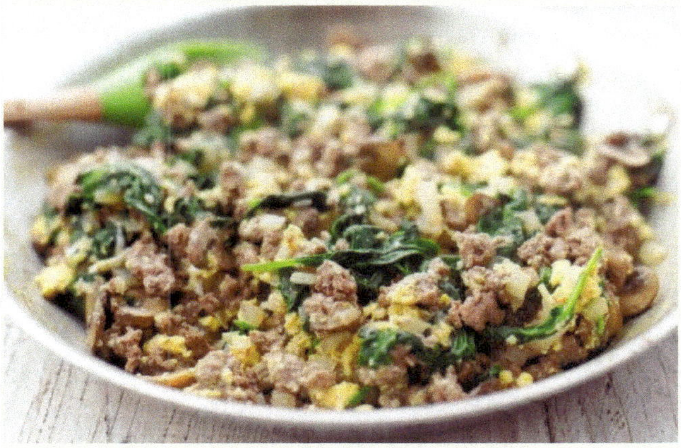

ANWEISUNGEN:

- Erhitzen Sie das Olivenöl in Ihrer großen Pfanne bei mittlerer Hitze. Fügen Sie die Zwiebel hinzu und kochen Sie sie innerhalb von 3 Minuten oder bis sie weich sind.
- Den Knoblauch einrühren und eine weitere Minute kochen.
- Stellen Sie die Hitze auf mittlere bis hohe Stufe und fügen Sie das Hackfleisch hinzu. Kochen Sie es innerhalb von 5-7 Minuten, bis es gebräunt ist. Mit Salz und Pfeffer würzen.
- Fügen Sie den Babyspinat hinzu und kochen Sie ihn innerhalb von 2 Minuten, bis er verwelkt ist.
- In einer separaten Schüssel schlagen Sie die Eier auf, würzen sie mit Salz und verquirlen sie vorsichtig. Gießen Sie die verquirlten Eier über das Rindfleisch und die Spinatmischung.
- Kochen Sie innerhalb von 3 Minuten unter häufigem Rühren, bis die Eier rührig sind. Servieren.

NÄHRWERTE (PRO PORTION):

Kalorien 340 kcal; Netto-Kohlenhydrate 4 g; Fett 23 g; Eiweiß 28 g

SALBEIBUTTER-WOLKENEIER

Zubereitungszeit:	Kochzeit:	Portionen:
10 Minuten	8 Minuten	2

ZUTATEN:

- 4 große Eier
- 2 Esslöffel Butter
- 2 Esslöffel fein gehackte frische Salbeiblätter
- Mit Salz & Pfeffer abschmecken

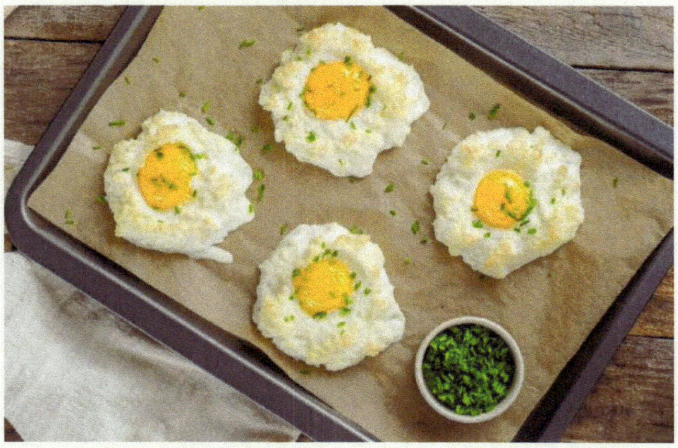

ANWEISUNGEN:

- Heizen Sie Ihren Ofen auf 200 °C vor. Legen Sie Ihr Backblech mit Pergamentpapier aus.
- Trennen Sie das Eiweiß vom Eigelb. Geben Sie das Eiweiß in eine große Schüssel und das Eigelb in einzelne kleine Schüsseln. Achten Sie darauf, dass das Eigelb nicht zerbricht.
- Schlagen Sie das Eiweiß mit Ihrem elektrischen Mixer auf, bis sich steife Spitzen bilden.
- Heben Sie vorsichtig die Hälfte des gehackten Salbeis unter und verteilen Sie die Eiweißmischung in vier Häufchen auf Ihrem Backblech. Backen Sie sie innerhalb von 3 Minuten, bis sie leicht golden sind.
- Schieben Sie jedes Eigelb vorsichtig in die Vertiefung, würzen Sie es mit Salz und Pfeffer und backen Sie es innerhalb von 4-5 Minuten, bis das Eigelb die gewünschte Konsistenz erreicht hat.
- Lösen Sie in der Zwischenzeit die Butter in einem kleinen Topf bei niedriger Hitze auf. Fügen Sie den restlichen Salbei hinzu und kochen Sie innerhalb von 2 Minuten, bis die Butter leicht gebräunt ist.
- Herausnehmen und auf Ihre Servierteller geben. Beträufeln Sie jedes Wolkenei vor dem Servieren mit Salbeibutter.

NÄHRWERTE (PRO PORTION):

Kalorien: 362; Netto-Kohlenhydrate: 0,7 g; Fett: 31 g; Eiweiß: 19 g;

CHIAPUDDING MIT KÜRBISGEWÜRZ

Zubereitungszeit:	**Zubereitungszeit:**	**Portionen:**
10 Minuten + Kühlzeit|	0 Minuten	4

ZUTATEN:

- 120 g Chiasamen
- 240ml ungesüßte Mandelmilch
- 240 g Kürbispüree aus der Dose
- 60 g pulverisiertes Erythrit oder bevorzugter kohlenhydratarmer Süßstoff
- 2 Teelöffel Kürbiskuchengewürz
- 1 Teelöffel Vanilleextrakt
- Eine Prise Salz
- **Optionale Toppings:** geröstete Kokosnussflocken, gehackte Walnüsse oder Pekannüsse, Zimt

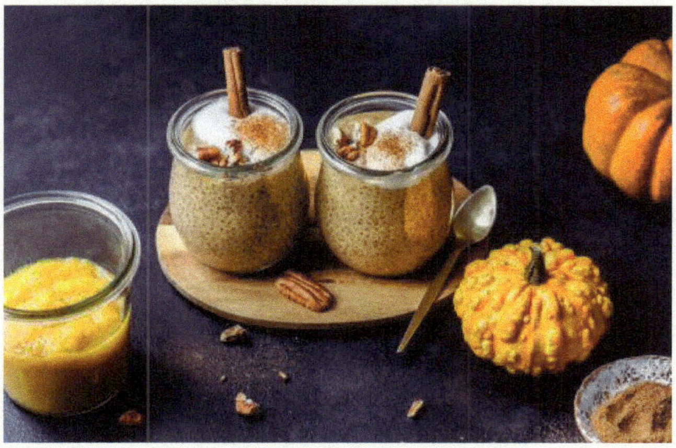

ANWEISUNGEN:

❖ Vermischen Sie die Chiasamen, die Mandelmilch, das Kürbispüree, das Erythrit, das Kürbiskuchengewürz, den Vanilleextrakt und das Salz in Ihrer mittelgroßen Schüssel. Decken Sie die Schüssel ab und stellen Sie sie innerhalb von 4 Stunden in den Kühlschrank.

❖ Rühren Sie gut um und verteilen Sie die Mischung dann gleichmäßig auf vier Servierschalen. Optional können Sie jede Portion mit Kokosnussflocken, Walnüssen und Zimt garnieren. Servieren.

NÄHRWERTE (PRO PORTION):

Kalorien 180; Netto-Kohlenhydrate 5 g; Fett 13 g; Eiweiß 6 g

QUICHE LORRAINE OHNE KRUSTE

Zubereitungszeit:	Kochzeit:	Portionen:
15 Minuten	50 Minuten	6

ZUTATEN:

- 6 große Eier
- 1 Becher Schlagsahne
- 1/2 Teelöffel Salz
- 1/4 Teelöffel schwarzer Pfeffer
- 1/8 Teelöffel gemahlene Muskatnuss
- 1 Esslöffel Butter
- 1 kleine gelbe Zwiebel, gewürfelt
- 200 g Speck, gekocht & zerbröckelt
- 500 g zerkleinerter Schweizer Käse

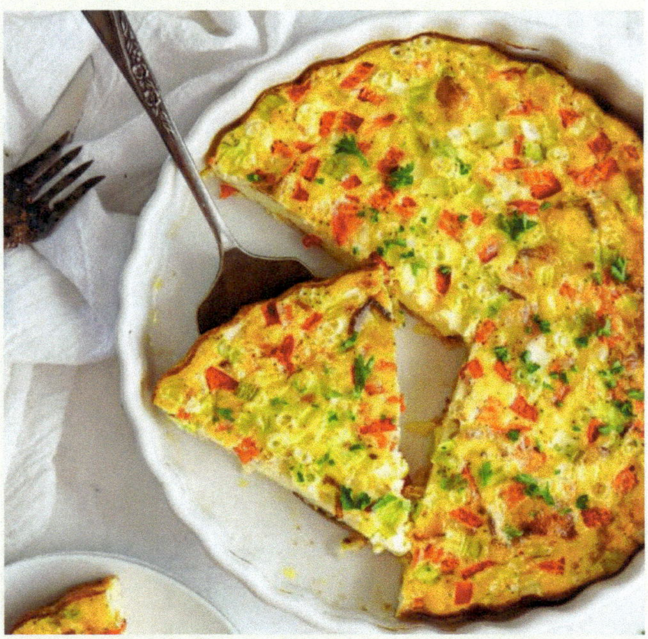

ANWEISUNGEN:

❖ Heizen Sie Ihren Ofen auf 170 °C vor. Fetten Sie Ihre 22 cm Kuchenform ein und stellen Sie sie beiseite.

❖ Verquirlen Sie Eier, Sahne, Salz, schwarzen Pfeffer und Muskatnuss in einer mittelgroßen Schüssel.

❖ Lösen Sie die Butter in Ihrer Pfanne bei mittlerer Hitze auf. Fügen Sie die Zwiebel hinzu und kochen Sie sie innerhalb von 5 Minuten, bis sie weich ist. Geben Sie die gekochten Zwiebeln in Ihre Kuchenform.

❖ Streuen Sie den zerbröckelten Speck und den Schweizer Käse darüber. Gießen Sie die Eimischung in Ihre Kuchenform, sodass alle Schichten bedeckt sind.

❖ Backen Sie sie innerhalb von 45 Minuten, bis sie durchgebraten sind. Kühlen Sie ihn ab, schneiden Sie ihn in Scheiben und servieren Sie ihn.

NÄHRWERTE (PRO PORTION):

Kalorien 450; Netto-Kohlenhydrate 4 g; Fett 36 g; Eiweiß 25 g

HEIßES MÜSLI MIT MANDEL UND KOKOS

Zubereitungszeit:	Kochzeit:	Portionen:
5 Minuten	10 Minuten	4

ZUTATEN:

- 240 g Mandelmehl
- 500 g ungesüßte Kokosnussraspeln
- 120 g gemahlener Leinsamen
- 2 Esslöffel Erythrit oder gewünschter kohlenhydratarmer Süßstoff
- 1/2 Teelöffel Salz
- 750ml ungesüßte Mandelmilch
- 1 Teelöffel Vanilleextrakt
- **Optionale Toppings:** Beeren, gehackte Nüsse oder zuckerfreier Ahornsirup

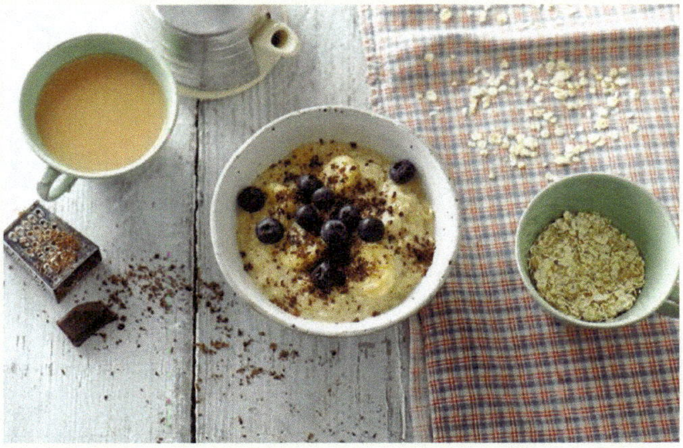

ANWEISUNGEN:

❖ Mischen Sie Mandelmehl, Kokosraspeln, Leinsamen, Süßstoff und Salz in Ihrer Schüssel.

❖ Erhitzen Sie die Mandelmilch bei mittlerer Hitze in einem mittelgroßen Topf, bis sich kleine Bläschen bilden.

❖ Gießen Sie die Mandelmilch in Ihre Trockenmischung und vermischen Sie sie gut.

❖ Geben Sie die Mischung in Ihren Kochtopf und kochen Sie sie bei niedriger Hitze innerhalb von 5 Minuten, bis sie die gewünschte Dicke erreicht hat.

❖ Herausnehmen und Vanilleextrakt einrühren. In vier Portionen aufteilen und mit optionalen Toppings garnieren.

NÄHRWERTE (PRO PORTION):

Kalorien 413; Netto-Kohlenhydrate 6 g; Fett 36 g; Eiweiß 12 g

PROTEINPFANNKUCHEN MIT VANILLE UND BOHNEN

Zubereitungszeit:	Kochzeit:	Portionen:
10 Minuten	15 Minuten	4

ZUTATEN:

- 240 g Mandelmehl
- 60 g Vanille-Proteinpulver
- 1 Teelöffel Backpulver
- 1/4 Teelöffel Salz
- 2 große Eier
- 80ml Mandelmilch
- 2 Esslöffel ungesüßtes Apfelmus
- 1 Vanilleschote, ausgekratzt
- Antihaft-Kochspray oder Butter zum Grillen

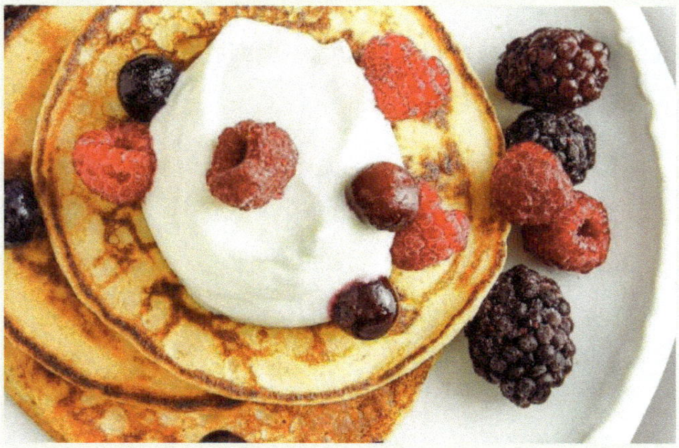

ANWEISUNGEN:

- Vermischen Sie Mandelmehl, Vanille-Proteinpulver, Backpulver und Salz in Ihrer großen Schüssel.
- Verquirlen Sie Eier, Mandelmilch, Apfelmus und Vanilleschote in einer separaten Schüssel. Vermengen Sie sie mit der trockenen Mischung, bis sie glatt ist.
- Heizen Sie Ihre antihaftbeschichtete Pfanne bei mittlerer bis niedriger Hitze vor. Mit Antihaft-Kochspray bestreichen.
- Gießen Sie 60 g des Teigs auf Ihre erhitzte Pfanne. Kochen Sie innerhalb von 2-3 Minuten auf einer Seite, bis sich Blasen bilden, drehen Sie sie um und kochen Sie sie innerhalb von 2-3 Minuten, bis sie goldbraun sind. Servieren Sie sie mit kohlenhydratarmen Toppings Ihrer Wahl.

NÄHRWERTE (PRO PORTION):

Kalorien 250; Netto-Kohlenhydrate 5 g; Fett 18 g; Eiweiß 15 g

GEBACKENE EIER MIT PORTOBELLO-PILZEN

Zubereitungszeit:	Kochzeit:	Portionen:
10 Minuten	20 Minuten	4

ZUTATEN:

- 4 große Portobello-Pilze, Stiele entfernt
- 4 große Eier
- 120 g zerkleinerter Mozzarella-Käse
- 60 g geriebener Parmesankäse
- 2 Esslöffel gehackte frische Petersilie
- 2 Esslöffel Olivenöl
- Salz & gemahlener schwarzer Pfeffer, nach Geschmack

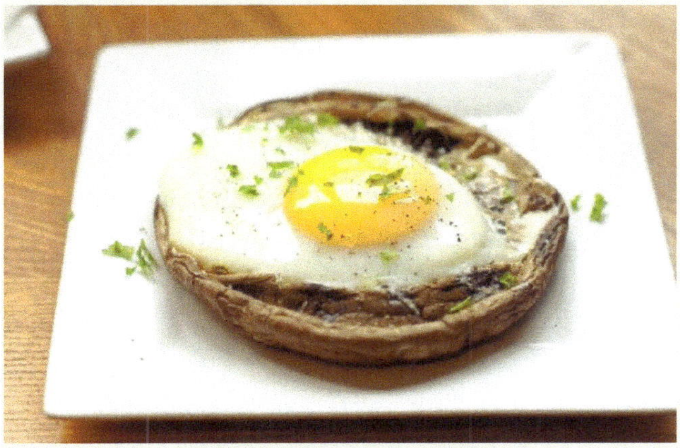

ANWEISUNGEN:

- Heizen Sie Ihren Ofen auf 190 °C vor. Legen Sie Ihr Backblech mit Pergamentpapier aus.
- Legen Sie die Portobello-Pilze mit der Kiemenseite nach oben auf Ihr Backblech. Beträufeln Sie die Pilze mit Olivenöl und würzen Sie sie dann mit Salz und schwarzem Pfeffer.
- Schlagen Sie vorsichtig ein Ei in jede Pilzkappe. Bestreuen Sie die Eier mit Salz und schwarzem Pfeffer.
- Vermengen Sie Mozzarella und Parmesan in einer kleinen Schüssel und verteilen Sie den Käse gleichmäßig auf den Pilzköpfen.
- Backen Sie innerhalb von 20 Minuten, bis der Eischnee fest ist. Herausnehmen, abkühlen lassen und dann servieren.

NÄHRWERTE (PRO PORTION):

Kalorien: 250; Netto-Kohlenhydrate: 4 g; Fett: 19 g; Eiweiß: 15 g

GEDÄMPFTES SESAMGRÜN MIT POCHIERTEN EIERN

Zubereitungszeit:	Kochzeit:	Portionen:
10 Minuten	8 Minuten	4

ZUTATEN:

- 1 kg gemischtes Grünzeug (Grünkohl, Spinat, Mangold), gewaschen und gehackt
- 4 große Eier
- 2 Esslöffel Sesamöl
- 1 Esslöffel natriumarme Sojasauce
- 1 Esslöffel Reisessig
- 1 Teelöffel gehackter Knoblauch
- 1 Teelöffel gehackter Ingwer
- 2 Esslöffel Sesamsamen
- Mit Salz & Pfeffer abschmecken

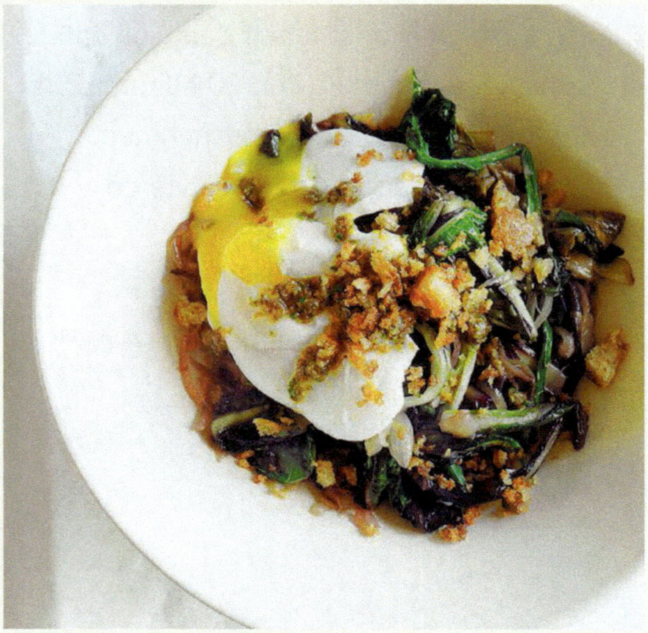

ANWEISUNGEN:

- Stellen Sie Ihren Dämpfkorb in Ihren großen Topf mit ausreichend Wasser und lassen Sie es kochen.
- Legen Sie das gemischte Grünzeug in Ihren Dämpfkorb, decken Sie es ab und dämpfen Sie es innerhalb von 5 Minuten, bis es weich ist. Nehmen Sie das Gemüse heraus und geben Sie es auf einen Servierteller.
- Um die Eier zu pochieren, kochen Sie einen weiteren Topf mit Wasser bei mittlerer Hitze. Schlagen Sie ein Ei in Ihre kleine Tasse und lassen Sie es vorsichtig in das siedende Wasser gleiten. Kochen Sie innerhalb von 3 bis 4 Minuten, bis das Eiweiß fest ist.
- Nehmen Sie das pochierte Ei vorsichtig heraus und legen Sie es auf das gedämpfte Grünzeug. Wiederholen Sie diesen Vorgang für alle 4 Eier.
- Verquirlen Sie Sesamöl, Sojasauce, Reisessig, Knoblauch und Ingwer in Ihrer kleinen Schüssel.
- Träufeln Sie das Dressing über das Grünzeug und die Eier und würzen Sie es mit Salz und Pfeffer. Vor dem Servieren mit Sesamsamen bestreuen.

NÄHRWERTE (PRO PORTION):

Kalorien: 210; Netto-Kohlenhydrate: 4 g; Fett: 14 g; Eiweiß: 12 g

MINI FRITTATAS MIT TRUTHAHNWURST

Zubereitungszeit:	Kochzeit:	Portionen:
15 Minuten	20 Minuten	6

ZUTATEN:

- 200 g Truthahnwurst, gekocht & zerbröckelt
- 240 g Spinat, zerkleinert
- 120 g rote Paprika, gewürfelt
- 60 g Zwiebel, fein gehackt
- 6 große Eier
- 120 g Schlagsahne
- 1/2 Teelöffel Salz
- 1/4 Teelöffel schwarzer Pfeffer
- 1/4 Teelöffel Paprika
- 240 g geriebener Cheddar-Käse

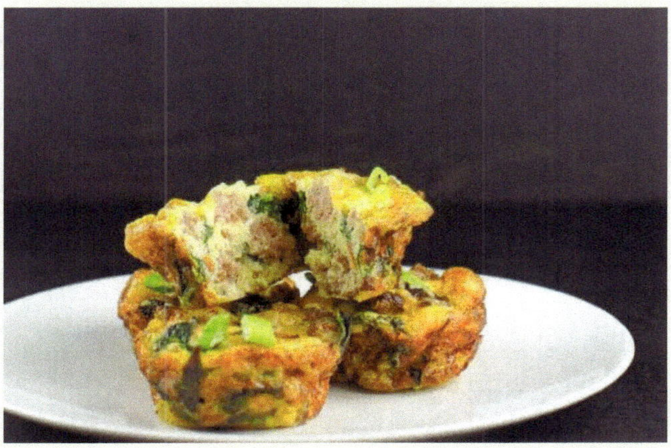

ANWEISUNGEN:

- Heizen Sie Ihren Ofen auf 170 °C vor. Fetten Sie Ihr Muffinblech mit Antihaft-Kochspray ein.
- Braten Sie die Truthahnwurst in Ihrer Pfanne bei mittlerer Hitze, bis sie gebräunt ist. Beiseitestellen.
- Verquirlen Sie die Eier, die Sahne, das Salz, den schwarzen Pfeffer und das Paprikapulver in Ihrer großen Schüssel.
- Rühren Sie die Truthahnwurst, den Spinat, die Paprika, die Zwiebel und die Hälfte des Cheddarkäses unter.
- Löffeln Sie die Mischung gleichmäßig in Ihre gefettete Muffinform. Geben Sie auf jede Tasse den restlichen Cheddar-Käse.
- Backen Sie innerhalb von 20 Minuten, bis die Frittatas fest sind. Herausnehmen, abkühlen lassen und dann servieren.

NÄHRWERTE (PRO PORTION):

Kalorien 234; Netto-Kohlenhydrate 3 g; Fett 18 g; Eiweiß 13 g

FRÜHSTÜCKS MÜSLIRIEGEL MIT APRIKOSE UND GEMISCHTEN KÖRNERN

Zubereitungszeit:	**Kochzeit:**	**Portionen:**
15 Minuten	25 Minuten	10 Bars

ZUTATEN:

- 240 g Mandeln, grob gehackt
- 120 g Walnüsse, grob gehackt
- 120 g Kürbiskerne
- 60 g Sonnenblumenkerne
- 60 g Chiasamen
- 60 g Leinsamen
- 120 g ungesüßte Kokosraspeln
- 120 g getrocknete Aprikosen, zerkleinert
- 3 Esslöffel Kokosnussöl, geschmolzen
- 3 Esslöffel Mandelbutter
- 2 Esslöffel Erythrit oder anderer kohlenhydratarmer Süßstoff
- 1 Teelöffel Vanilleextrakt
- 1/4 Teelöffel Salz

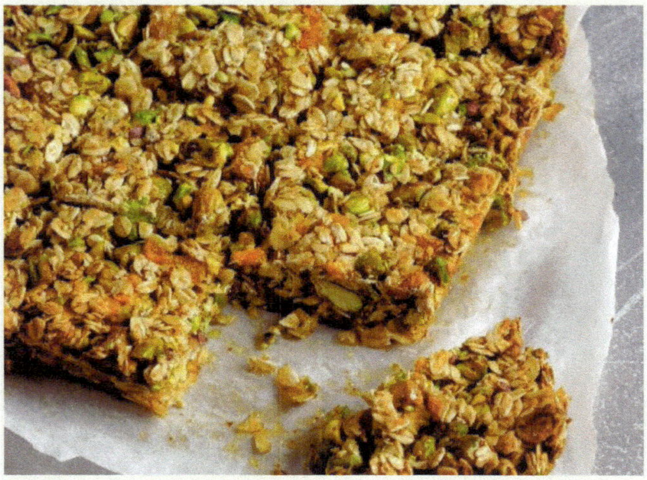

ANWEISUNGEN:

- Heizen Sie Ihren Ofen auf 170 °C vor. Legen Sie Ihre 20×20cm-Backform mit Pergamentpapier aus.
- Geben Sie in Ihre große Schüssel die Mandeln, Walnüsse, Kürbiskerne, Sonnenblumenkerne, Chiasamen, Leinsamen, Kokosraspeln und getrockneten Aprikosen.
- Mischen Sie in einer separaten kleinen Schüssel das Kokosöl, die Mandelbutter, das Erythrit, den Vanilleextrakt und das Salz zu einer glatten Masse.
- Gießen Sie die feuchte Mischung in Ihre trockene Mischung und vermischen Sie sie gut. Geben Sie die Mischung in Ihre Backform und drücken Sie sie fest.
- Backen Sie sie innerhalb von 25 Minuten, bis sie an den Rändern goldbraun sind. Herausnehmen, abkühlen lassen und dann in Riegel schneiden. Servieren.

NÄHRWERTE (PRO PORTION):

Kalorien: 280; Netto-Kohlenhydrate: 6 g; Fett: 23 g; Eiweiß: 9 g

CHAPTER 4

MITTAGSREZEPTE

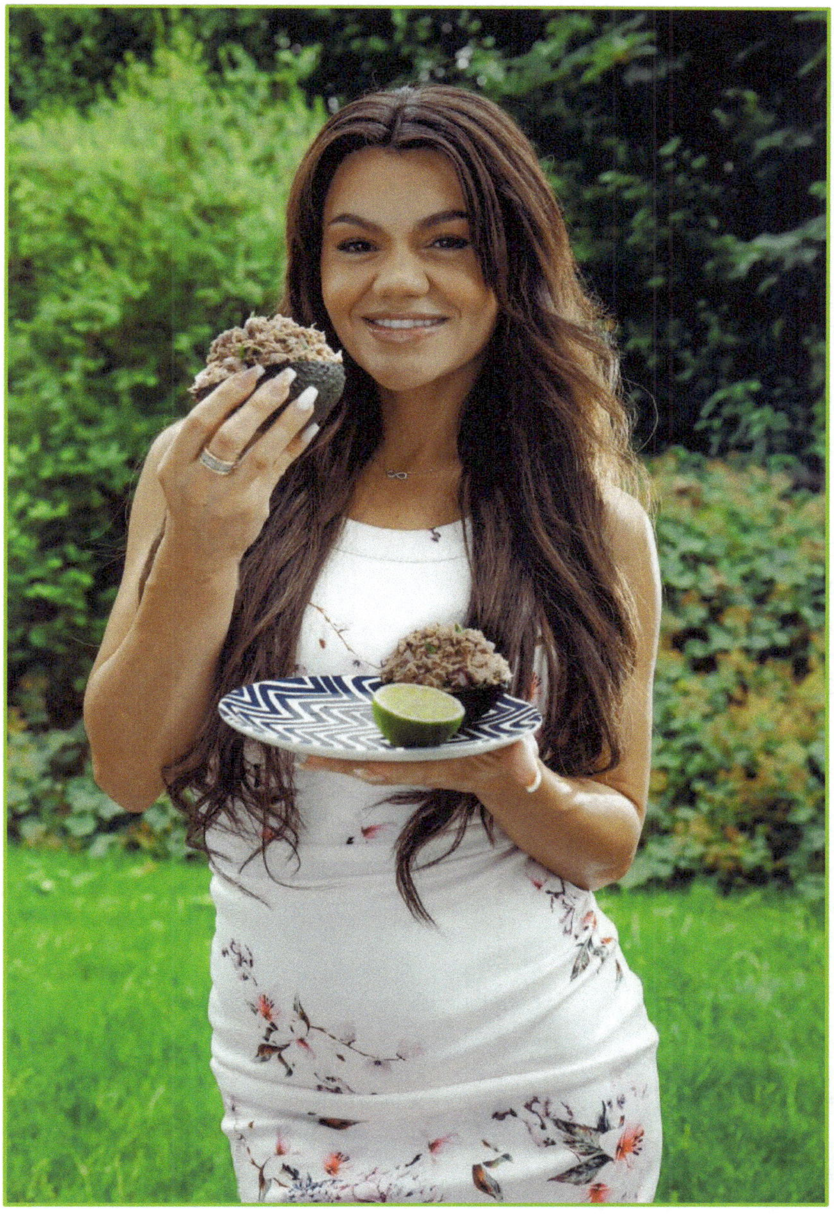

GRIECHISCHER AVOCADOSALAT

Zubereitungszeit:	Kochzeit:	Portionen:
10 Minuten	0 Minuten	4

ZUTATEN:

- 500 g gewürfelte Gurke
- 240 g Kirschtomaten, halbiert
- 60 g Kalamata-Oliven, entkernt & halbiert
- 60 g rote Zwiebel, in dünne Scheiben geschnitten
- 60 g grüne Paprikaschoten, in dünne Scheiben geschnitten
- 1 mittlere Avocado, gewürfelt
- 120 g zerbröckelter Fetakäse
- 60 g frische Petersilie, gehackt
- Saft von 1 Zitrone
- 2 Esslöffel natives Olivenöl extra
- Mit Salz & Pfeffer abschmecken

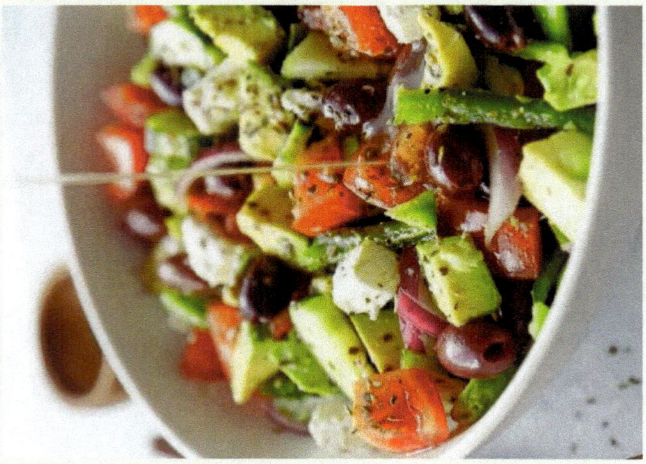

ANWEISUNGEN:

- ❖ Kombinieren Sie Gurken, Kirschtomaten, Oliven, rote Zwiebeln, Paprika, Avocado und Fetakäse in Ihrer großen Salatschüssel.
- ❖ Mischen Sie den Zitronensaft und das Olivenöl in einer kleinen Schüssel, bis alles gut vermischt ist.
- ❖ Beträufeln Sie Ihren Salat mit dem Dressing und würzen Sie ihn vorsichtig mit Salz und Pfeffer. Kurz vor dem Servieren mit Petersilie bestreuen.

NÄHRWERTE (PRO PORTION):

Kalorien: 221; Netto-Kohlenhydrate: 7 g; Fett: 19 g; Eiweiß: 6 g

WRAP MIT PUTEN-COBB-SALAT

Zubereitungszeit:	Kochzeit:	Portionen:
15 Minuten	5 Minuten	4

ZUTATEN:

- 8 große Salatblätter (z. B. Eisberg, Römersalat oder Kopfsalat), gewaschen und trocken getupft
- 500 g gekochte Putenbrust, in Scheiben geschnitten
- 4 hartgekochte Eier, in Scheiben geschnitten
- 8 Streifen gekochter Speck, zerkrümelt
- 1 reife Avocado, in dünne Scheiben geschnitten
- 240 g gewürfelte Tomaten
- Mit Salz & Pfeffer abschmecken

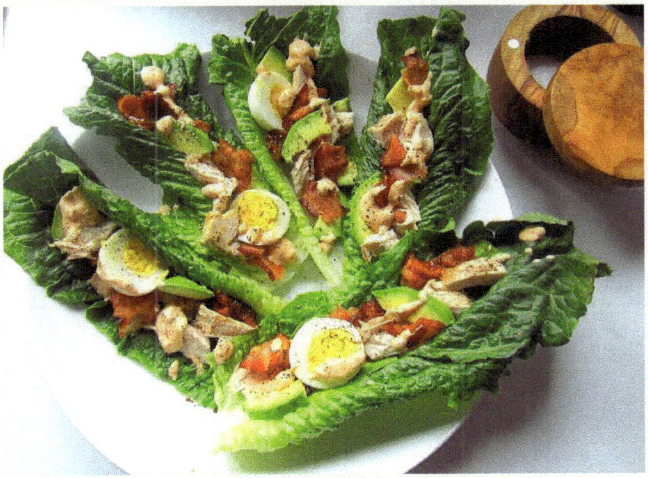

ANWEISUNGEN:

- ❖ Legen Sie jedes Salatblatt auf eine ebene Fläche. Verteilen Sie die Putenscheiben gleichmäßig auf Ihre Salatblätter. Legen Sie die Eierscheiben auf den Truthahn.
- ❖ Streuen Sie die Speckkrümel über die Eier. Geben Sie die Avocadoscheiben darauf und würzen Sie sie mit Salz und Pfeffer.
- ❖ Falten Sie die Seiten der Salatblätter, sodass ein Wrap entsteht. Servieren.

NÄHRWERTE (PRO PORTION):

Kalorien 360; Netto-Kohlenhydrate 5 g; Fett 22 g; Eiweiß 35 g

GEMÜSE-SUSHI-ROLLE

Zubereitungszeit:	Kochzeit:	Portionen:
20 Minuten	0 Minuten	4

ZUTATEN:

- 1 mittelgroße Karotte, in Dünne Scheiben geschnitten
- 1 Avocado, in dünne Scheiben geschnitten
- 4 Nori-Algenblätter
- 500 g Blumenkohlreis, gekocht und abgekühlt
- Sojasauce oder Kokosnuss-Aminos zum Dippen (optional)

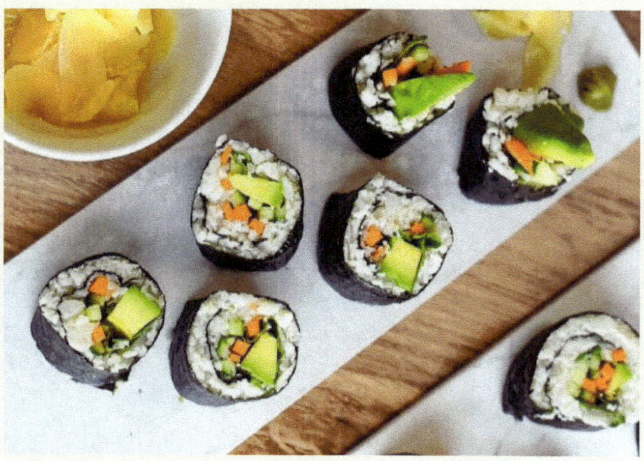

ANWEISUNGEN:

- ❖ Legen Sie ein Nori-Blatt auf Ihre Sushi-Matte oder ein Stück Plastikfolie.
- ❖ Verteilen Sie 120 g Blumenkohlreis gleichmäßig auf den unteren zwei Dritteln des Nori-Blattes, sodass am unteren Rand etwa ein Zentimeter frei bleibt.
- ❖ Legen Sie ein Viertel der Karotten- und Avocadoscheiben waagerecht in die Mitte der Blumenkohlreisfläche.
- ❖ Rollen Sie das Nori-Blatt mithilfe der Sushi-Matte oder der Frischhaltefolie fest um die Füllung, wobei Sie unten beginnen und von sich weg rollen. Üben Sie leichten Druck aus, um eine feste Rolle zu formen.
- ❖ Schneiden Sie jede Sushi-Rolle mit einem scharfen Messer in sechs bis acht Stücke. Wiederholen Sie die Schritte 1 bis 4 mit den restlichen Zutaten.
- ❖ Auf Wunsch mit Sojasauce zum Dippen servieren.

NÄHRWERTE (PRO PORTION):

Kalorien 220; Netto-Kohlenhydrate 10 g; Fett 14 g; Eiweiß 5 g

BOWL MIT PESTO, BLUMENKOHLREIS UND GARNELEN

Zubereitungszeit:	Kochzeit:	Portionen:
15 Minuten	10 Minuten	4

ZUTATEN:

- 1 großer Kopf Blumenkohl, gewürfelt (etwa 4 Tassen)
- 500 g rohe Garnelen, geschält und entdarmt
- 120 g Basilikum-Pesto
- 2 Esslöffel Olivenöl
- 1/2 Teelöffel Salz
- 1/4 Teelöffel schwarzer Pfeffer
- 240 g Kirschtomaten, halbiert

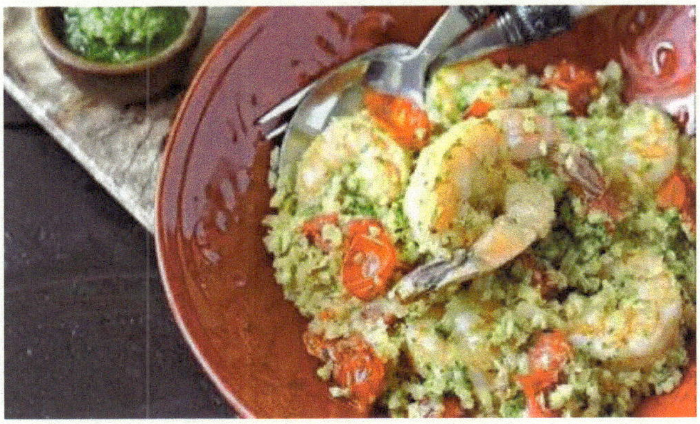

ANWEISUNGEN:

- Erhitzen Sie in Ihrer großen Pfanne das Olivenöl bei mittlerer Hitze. Gewürfelten Blumenkohl, Salz und Pfeffer hinzufügen. Kochen Sie sie innerhalb von 5 Minuten, oder bis sie weich und leicht gebräunt sind.
- Braten Sie die Garnelen in einer separaten Pfanne 3 Minuten pro Seite, bis sie rosa sind. Beiseitestellen.
- Kombinieren Sie in Ihrer großen Schüssel den gekochten Blumenkohlreis, die Garnelen, das Pesto und die Kirschtomaten. Verteilen Sie die Mischung auf vier Servierschalen. Servieren.

NÄHRWERTE (PRO PORTION):

Kalorien 450; Netto-Kohlenhydrate 10 g; Fett 30 g; Eiweiß 30 g

GEFÜLLTES HUHN MIT SPINAT UND FETA

Zubereitungszeit:	Kochzeit:	Portionen:
15 Minuten	20 Minuten	4

ZUTATEN:

- 4 Hühnerbrüste ohne Knochen und ohne Haut
- Mit Salz & Pfeffer abschmecken
- 500 g frischer Blattspinat, zerkleinert
- 120 g zerbröckelter Fetakäse
- 60 g Frischkäse, erweicht
- 2 Knoblauchzehen, gehackt
- 1 Esslöffel Olivenöl

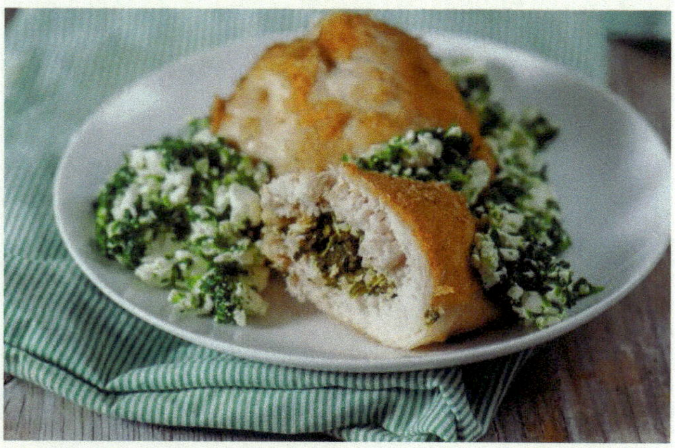

ANWEISUNGEN:

- ❖ Heizen Sie Ihren Ofen auf 190 °C vor.
- ❖ Legen Sie die Hähnchenbrüste auf eine saubere Fläche und würzen Sie sie mit Salz und Pfeffer. Schneiden Sie vorsichtig eine Tasche in jede Brust, ohne sie ganz durchzuschneiden.
- ❖ Mischen Sie den Spinat, den Feta, den Frischkäse und den Knoblauch in einer mittelgroßen Schüssel.
- ❖ Füllen Sie jede Hähnchenbrusttasche gleichmäßig mit der Spinat-Feta-Mischung.
- ❖ Erhitzen Sie das Olivenöl in Ihrer ofenfesten Pfanne bei mittlerer Hitze. Fügen Sie die gefüllten Hühnerbrüste hinzu und braten Sie sie innerhalb von 5 Minuten auf jeder Seite, bis sie schön gebräunt sind.
- ❖ Stellen Sie die Pfanne in den Ofen und backen Sie sie 15-20 Minuten, bis sie durchgebraten ist. Nehmen Sie es heraus, lassen Sie es ein paar Minuten ruhen und servieren Sie es dann.

NÄHRWERTE (PRO PORTION):

Kalorien: 310; Netto-Kohlenhydrate: 3 g; Fett: 17 g; Eiweiß: 33 g

FRÜHLINGSROLLEN MIT LACHS UND SALAT

Zubereitungszeit:	Kochzeit:	Portionen:
20 Minuten	10 Minuten	4

ZUTATEN:

- 500 g frisches Lachsfilet
- 1 kg gemischte Kopfsalatblätter
- 1 Salatgurke, in dünne Scheiben geschnitten
- 1 mittelgroße Karotte, in dünne Scheiben geschnitten
- 1 Avocado, in Scheiben geschnitten
- 60 g frische Basilikumblätter
- 60 g frische Minzblätter
- 60 g Korianderblätter
- Limettenspalten zum Garnieren

Für das Dressing:

- 3 Esslöffel Reisessig
- 2 Esslöffel Fischsauce
- Saft von einer Limette
- 2 Knoblauchzehen, gehackt
- 1 Esslöffel Zuckerersatz
- Optional rote Paprikaflocken (nach Geschmack)

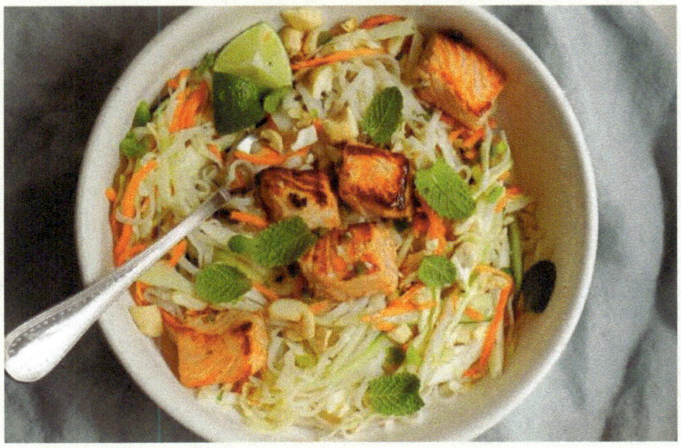

ANWEISUNGEN:

- ❖ Heizen Sie Ihren Ofen auf 200 °C vor. Legen Sie Ihr Backblech mit Pergamentpapier aus.
- ❖ Legen Sie den Lachs auf das Backblech und backen Sie ihn in 12 bis 15 Minuten, bis er durchgebraten ist. Lassen Sie ihn etwas abkühlen und zerteilen Sie ihn dann in große Stücke.
- ❖ Kombinieren Sie gemischte Salatblätter, Gurke, Karotte, Avocadoscheiben, Basilikum, Minze und Koriander in Ihrer großen Salatschüssel.
- ❖ Verquirlen Sie in einer separaten kleinen Schüssel Reisessig, Fischsauce, Limettensaft, Knoblauch, Zuckerersatz und rote Paprikaflocken, falls gewünscht, um ein Dressing herzustellen.
- ❖ Träufeln Sie das Dressing über Ihre Salatmischung und schwenken Sie es vorsichtig. Den Salat mit Lachsflocken belegen und mit Limettenspalten garnieren.

NÄHRWERTE (PRO PORTION):

Kalorien 265; Netto-Kohlenhydrate 7 g;
Fett 16 g; Eiweiß 24 g

KNOBLAUCH-GARNELEN-ZUCCHINI-NUDELN

Zubereitungszeit:	Kochzeit:	Portionen:
15 Minuten	10 Minuten	4

ZUTATEN:

- 4 mittelgroße Zucchini, spiralisiert
- 500 g große Garnelen, geschält und entdarmt
- 4 Knoblauchzehen, gehackt
- 2 Esslöffel Olivenöl
- Mit Salz & Pfeffer abschmecken
- 60 g geriebener Parmesankäse
- **Optional:** Zerstoßene rote Paprikaflocken und gehackte Petersilie zum Garnieren

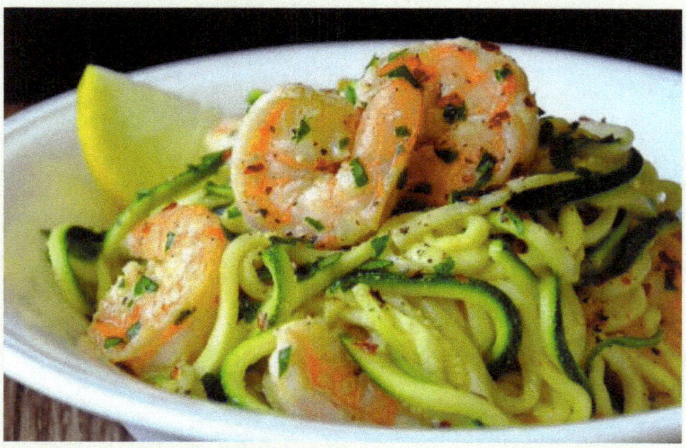

ANWEISUNGEN:

❖ Erhitzen Sie 1 Esslöffel Olivenöl in Ihrer großen Pfanne bei mittlerer Hitze. Fügen Sie den Knoblauch hinzu und kochen Sie ihn innerhalb von 1 Minute, bis er duftet.

❖ Fügen Sie die Garnelen hinzu, würzen Sie sie mit Salz und Pfeffer und kochen Sie sie 2-3 Minuten pro Seite, bis sie gar sind. Die Garnelen herausnehmen und beiseitestellen.

❖ Geben Sie das restliche Olivenöl in dieselbe Pfanne. Fügen Sie die Zucchini-Nudeln hinzu und kochen Sie sie innerhalb von 5 Minuten, bis sie weich sind.

❖ Fügen Sie die gekochten Garnelen hinzu und schwenken Sie sie gut. Streuen Sie den Parmesankäse darüber. Falls gewünscht, fügen Sie Paprikaflocken und Petersilie zum Garnieren hinzu. Servieren.

NÄHRWERTE (PRO PORTION):

Kalorien 260; Netto-Kohlenhydrate 7 g; Fett 12 g; Eiweiß 30 g

STEAK-SALAT-WRAP

Zubereitungszeit:	Kochzeit:	Portionen:
15 Minuten	10 Minuten	4

ZUTATEN:

- 500 g Lendensteak, in dünne Scheiben geschnitten
- 1 Esslöffel Olivenöl
- Salz & Pfeffer, nach Geschmack
- 1 Kopf Kopfsalat, Blätter getrennt
- 1 kleine rote Zwiebel, in dünne Scheiben geschnitten
- 8 Kirschtomaten, halbiert
- 1 Avocado, gewürfelt
- Zerbröckelter Feta-Käse, zum Garnieren

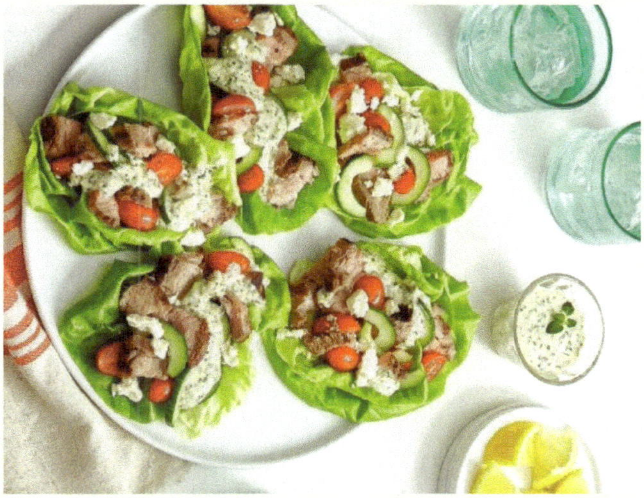

ANWEISUNGEN:

- Erhitzen Sie eine große Bratpfanne bei mittlerer bis hoher Hitze. Fügen Sie das Olivenöl hinzu und lassen Sie es heiß werden.
- Würzen Sie das in Scheiben geschnittene Steak mit Salz und Pfeffer. Sobald das Öl heiß ist, geben Sie die Steakscheiben in die Pfanne und braten sie 2-3 Minuten pro Seite oder bis sie gebräunt und auf die gewünschte Stufe gegart sind.
- Nehmen Sie das gebratene Steak aus der Pfanne und lassen Sie es ein paar Minuten ruhen.
- Um die Wraps zusammenzustellen, legen Sie ein Stück Steak auf ein Salatblatt. Mit geschnittenen Zwiebeln, Kirschtomaten, gewürfelter Avocado und Feta-Käse belegen. Servieren.

NÄHRWERTE (PRO PORTION):

Kalorien: 308; Netto-Kohlenhydrate: 6 g; Fett: 18 g; Eiweiß: 28 g

BOWL MIT GEFÜLLTER AVOCADO UND THUNFISCH

Zubereitungszeit:	Kochzeit:	Portionen:
15 Minuten	0 Minuten	2

ZUTATEN:

- 1 reife Avocado, halbiert und entkernt
- 1 Dose Thunfisch in Wasser, abgetropft
- 60 g Mayonnaise
- 60 g fein gehackte rote Zwiebel
- 60 g fein gehackter Sellerie
- 60 g gehackter Koriander oder Petersilie
- Saft einer halben Zitrone
- Mit Salz & Pfeffer abschmecken

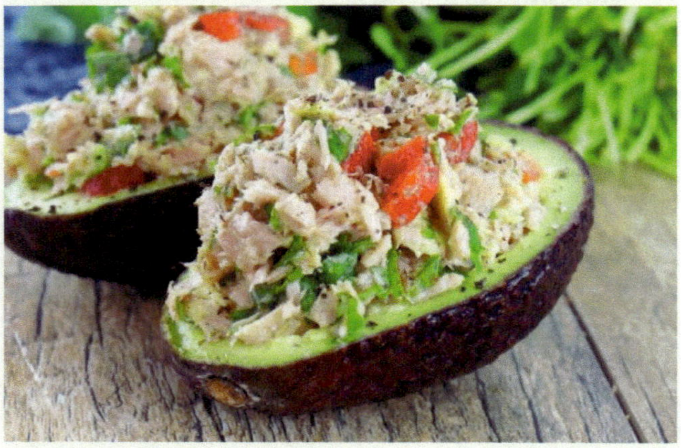

ANWEISUNGEN:

- ❖ Nehmen Sie das Fruchtfleisch der Avocado heraus, um eine größere Mulde für Ihre Thunfischmischung zu schaffen.
- ❖ Mischen Sie den abgetropften Thunfisch, die Mayonnaise, die roten Zwiebeln, den Sellerie, den Koriander und den Zitronensaft in einer mittelgroßen Schüssel - würzen Sie mit Salz und Pfeffer.
- ❖ Verteilen Sie die Thunfischmischung gleichmäßig auf beide Avocadohälften. Nach Belieben mit zusätzlichem Koriander garnieren. Servieren.

NÄHRWERTE (PRO PORTION):

Kalorien 352; Netto-Kohlenhydrate 3 g; Fett 28 g; Eiweiß 20 g

HÄHNCHEN-CAESAR-SALAT

Zubereitungszeit:	Kochzeit:	Portionen:
15 Minuten	10 Minuten	4

ZUTATEN:

- 4 Hühnerbrüste ohne Knochen und ohne Haut
- Mit Salz & Pfeffer abschmecken
- 1 Esslöffel Olivenöl
- 1 Kopf Römischer Salat, gehackt
- 120 g Kirschtomaten, halbiert (optional)
- 120 g geriebener Parmesankäse

Für das kohlenhydratarme Caesar-Dressing:

- 240 g Mayonnaise
- 2 Esslöffel frischer Zitronensaft
- 1 Teelöffel Dijon-Senf
- 1 Teelöffel Worcestershire Sauce
- 2 Knoblauchzehen, gehackt
- 60 g geriebener Parmesankäse
- 1/4 Teelöffel gemahlener schwarzer Pfeffer
- Salz, nach Geschmack

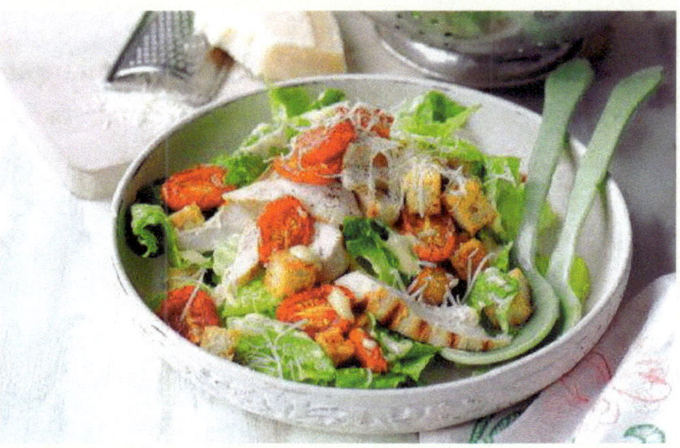

ANWEISUNGEN:

- ❖ Würzen Sie die Hähnchenbrüste auf beiden Seiten mit Salz und Pfeffer.
- ❖ Erhitzen Sie das Olivenöl in Ihrer Pfanne bei mittlerer Hitze. Braten Sie das Hähnchen innerhalb von 5 Minuten auf jeder Seite, bis es durchgebraten ist.
- ❖ Nehmen Sie ihn heraus, lassen Sie ihn abkühlen und schneiden Sie ihn dann in mundgerechte Stücke.
- ❖ Kombinieren Sie den Römersalat, die Kirschtomaten (falls verwendet) und den Parmesan in Ihrer großen Salatschüssel.
- ❖ Geben Sie das gekochte Hähnchen zu Ihrer Salatmischung und schwenken Sie es gut durch.
- ❖ Vermengen Sie in der Zwischenzeit in einer mittelgroßen Schüssel die Mayonnaise, den Zitronensaft, den Dijon-Senf und die Worcestershire-Sauce. Fügen Sie den Knoblauch hinzu und verquirlen Sie ihn, bis er glatt ist.
- ❖ Den Parmesankäse unterrühren und mit schwarzem Pfeffer und Salz würzen. Abdecken und innerhalb einer Stunde in den Kühlschrank stellen.
- ❖ Wenn Sie fertig sind, geben Sie das Dressing in Ihre Salatschüssel, mischen es gut und servieren es.

NÄHRWERTE (PRO PORTION):

Kalorien 300; Netto-Kohlenhydrate 6 g; Fett 14 g; Eiweiß 34 g;

SALATBLÄTTER MIT BUFFALO CHICKEN

Zubereitungszeit:	Kochzeit:	Portionen:
15 Minuten	10 Minuten	4

ZUTATEN:

- 500 g entbeinte, hautlose Hühnerbrüste, gekocht und zerkleinert
- 120ml Buffalo Sauce
- 120 g Frischkäse, erweicht
- 120 g Blauschimmelkäse-Brösel
- 3 grüne Zwiebeln, in dünne Scheiben geschnitten
- Mit Salz & Pfeffer abschmecken
- 1 Kopf Kopfsalat

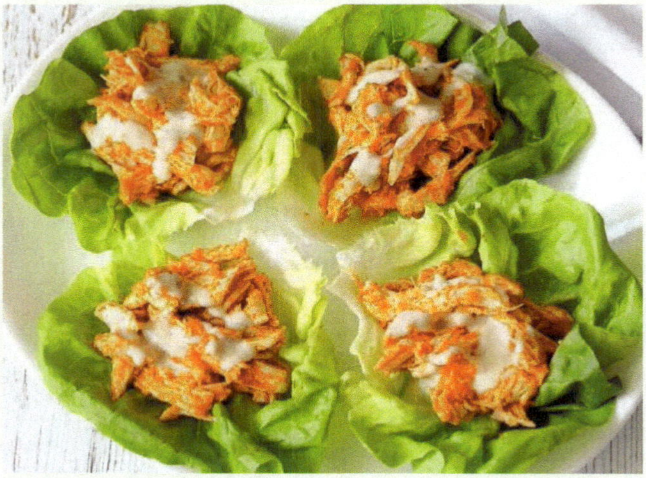

ANWEISUNGEN:

- ❖ Kombinieren Sie in einem mittelgroßen Topf das Hähnchen und die Buffalo Sauce bei mittlerer Hitze. Innerhalb von 5 Minuten kochen, bis sie durcherhitzt sind.
- ❖ Rühren Sie den Frischkäse ein und kochen Sie ihn, bis er geschmolzen ist. Nehmen Sie den Topf vom Herd und rühren Sie dann den Blauschimmelkäse und die Frühlingszwiebeln unter. Würzen Sie die Mischung mit Salz und Pfeffer.
- ❖ Löffeln Sie die Buffalo Chicken Mischung auf einzelne Salatblätter. Falten Sie die Blattsalate zu Wraps und servieren Sie sie.

NÄHRWERTE (PRO PORTION):

Kalorien 300; Netto-Kohlenhydrate 4 g; Fett 18 g; Eiweiß 25 g

LACHS MIT KAPERN UND TOMATEN

Zubereitungszeit:	Kochzeit:	Portionen:
15 Minuten	20 Minuten	4

ZUTATEN:

- 4 Lachsfilets, abgetupft
- 1 Esslöffel Olivenöl
- Salz & Pfeffer, nach Geschmack
- 120 g Kirschtomaten, halbiert
- 2 Esslöffel Kapern, abgetropft und abgespült
- 60 g frische Basilikumblätter, gehackt
- 2 Knoblauchzehen, gehackt
- 1 Esslöffel Zitronensaft

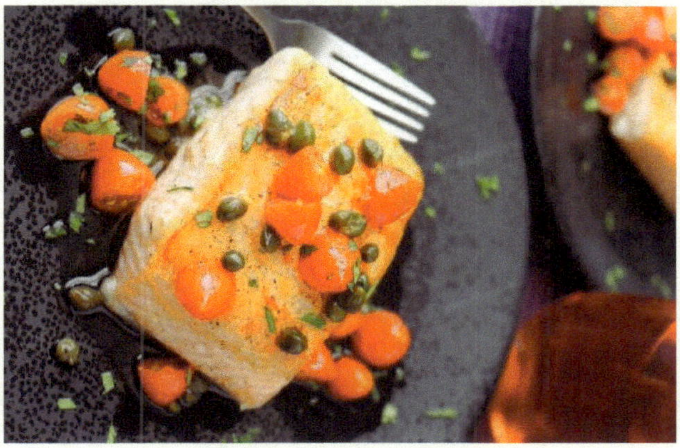

ANWEISUNGEN:

❖ Heizen Sie Ihren Ofen auf 200 °C vor.

❖ Würzen Sie die Lachsfilets mit Salz und Pfeffer.

❖ Erhitzen Sie das Olivenöl in Ihrer ofenfesten Pfanne bei mittlerer bis hoher Hitze. Braten Sie die Lachsfilets mit der Hautseite nach unten in 3-4 Minuten an, bis die Haut knusprig ist.

❖ Mischen Sie in einer kleinen Schüssel Kirschtomaten, Kapern, Basilikumblätter, Knoblauch und Zitronensaft. Mit Salz und Pfeffer würzen.

❖ Verteilen Sie die Tomaten-Kapern-Mischung um die Lachsfilets in Ihrer Pfanne.

❖ Stellen Sie die Pfanne in den Ofen und backen Sie sie 12-15 Minuten, bis der Lachs durchgebraten ist. Servieren.

NÄHRWERTE (PRO PORTION):

Kalorien: 345; Netto-Kohlenhydrate: 3 g; Fett: 22 g; Eiweiß: 34 g

SALAT MIT RUCOLA, HUHN UND MELONE

Zubereitungszeit:	Kochzeit:	Portionen:
15 Minuten	25 Minuten	4

ZUTATEN:

- 4 Hühnerbrüste ohne Knochen und ohne Haut
- Salz & Pfeffer, nach Geschmack
- 2 kg Rucola
- 1 kg gewürfelte Cantaloupe
- 120 g zerbröckelter Fetakäse
- 60 g gehackte frische Minze
- 60ml Olivenöl
- 3 Esslöffel frischer Zitronensaft
- 1 Esslöffel Dijon-Senf

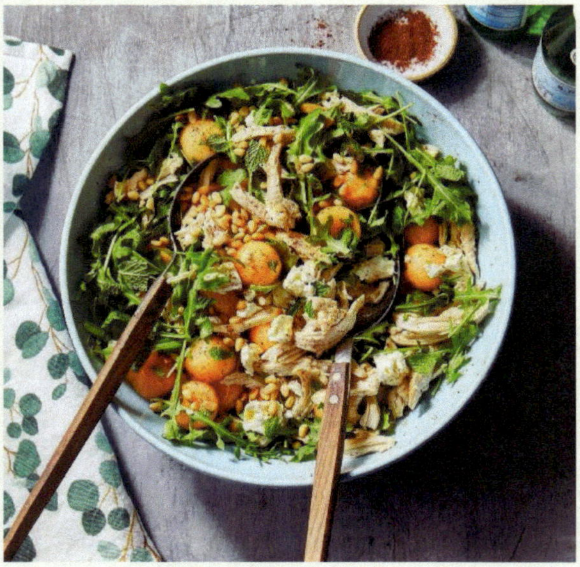

ANWEISUNGEN:

- ❖ Heizen Sie Ihren Ofen auf 170 °C vor. Würzen Sie die Hähnchenbrüste mit Salz und Pfeffer und legen Sie sie auf ein mit Pergamentpapier ausgelegtes Backblech.
- ❖ Backen Sie das Huhn innerhalb von 25 Minuten, bis es vollständig durchgegart ist.
- ❖ Nehmen Sie das Hähnchen heraus, kühlen Sie es ein paar Minuten ab und schneiden Sie es dann in dünne Streifen.
- ❖ Kombinieren Sie in einer großen Schüssel Hühnchen, Rucola, Melone, Fetakäse und Minze.
- ❖ Verquirlen Sie in einer kleinen Schüssel Olivenöl, Zitronensaft und Dijon-Senf, um das Dressing herzustellen.
- ❖ Beträufeln Sie das Dressing über Ihren Salat und schwenken Sie es vorsichtig. Servieren.

NÄHRWERTE (PRO PORTION):

Kalorien: 450; Netto-Kohlenhydrate: 12 g; Fett: 25 g; Eiweiß: 39 g

GEFÜLLTER BLUMENKOHL-REIS-AUFLAUF

Zubereitungszeit:	Kochzeit:	Portionen:
10 Minuten	25 Minuten	6

ZUTATEN:

- 1 großer Kopf Blumenkohl, gewürfelt
- 120 g saure Sahne
- 240 g geriebener Cheddar-Käse
- 120 g zerbröckelter Speck (etwa 8 Scheiben)
- 3 grüne Zwiebeln, in dünne Scheiben geschnitten
- Mit Salz & Pfeffer abschmecken
- **Optionale Toppings:** gehackte frische Petersilie oder zusätzlicher Speck und Käse

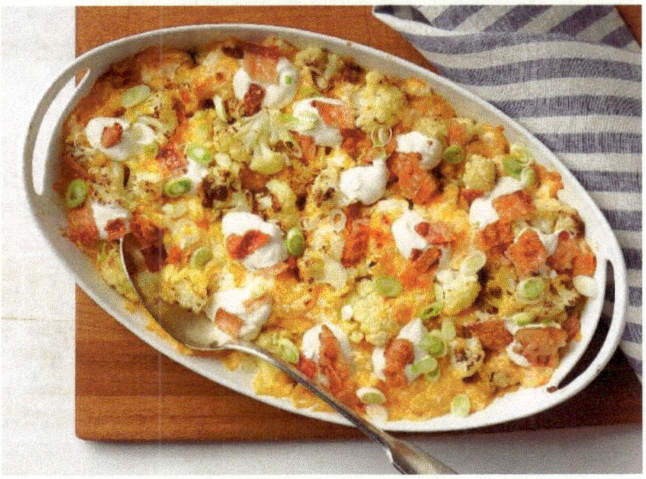

ANWEISUNGEN:

❖ Heizen Sie Ihren Ofen auf 170 °C vor.

❖ Kochen Sie in Ihrer großen Pfanne bei mittlerer Hitze den Blumenkohlreis mit Salz innerhalb von 5 Minuten, bis der Blumenkohl weich ist.

❖ Mischen Sie den gekochten Blumenkohlreis, die saure Sahne, den Cheddar-Käse, den Speck und die grünen Zwiebeln in einer großen Schüssel. Gut mischen und mit Salz und Pfeffer abschmecken.

❖ Gießen Sie die Mischung in Ihre gefettete 22×33cm-Backform und verteilen Sie sie gleichmäßig.

❖ Backen Sie sie innerhalb von 20 Minuten, bis der Käse geschmolzen und sprudelnd ist.

❖ Optional: Vor dem Servieren mit zusätzlichen Speckwürfeln, geriebenem Käse und/oder Petersilie garnieren.

NÄHRWERTE (PRO PORTION):

Kalorien: 218; Netto-Kohlenhydrate: 6 g; Fett: 16 g; Eiweiß: 10 g

BOWL MIT GEBRATENEM HUHN UND GEMÜSE

Zubereitungszeit:	Kochzeit:	Portionen:
15 Minuten	15 Minuten	4

ZUTATEN:

- 500 g entbeinte, hautlose Hühnerbrust, in dünne Scheiben geschnitten
- 500 g Brokkoli-Röschen
- 1 rote Paprika, in dünne Scheiben geschnitten
- 1 gelbe Paprika, in dünne Scheiben geschnitten
- 1 mittelgroße Zucchini, in mundgerechte Stücke geschnitten
- 2 kleine Karotten, in Scheiben geschnitten
- 240 g grüne Bohnen, geputzt und in mundgerechte Stücke geschnitten
- 3 Esslöffel Olivenöl
- 3 Knoblauchzehen, gehackt
- 2 Esslöffel Sojasauce
- 1 Esslöffel Fischsauce
- Mit Salz & Pfeffer abschmecken

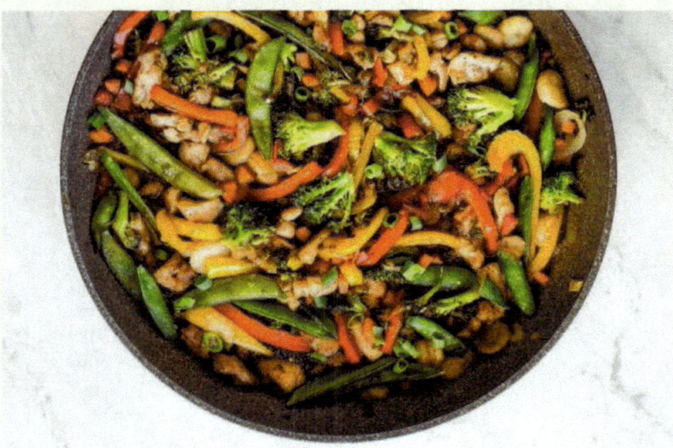

ANWEISUNGEN:

❖ Erhitzen Sie 2 Esslöffel Olivenöl in Ihrer großen Pfanne bei mittlerer Hitze. Fügen Sie den Knoblauch hinzu und kochen Sie ihn innerhalb von 1 Minute, bis er duftet.

❖ Fügen Sie das Hähnchen hinzu und würzen Sie es mit Salz und Pfeffer. Kochen Sie innerhalb von 4-5 Minuten, bis das Huhn durchgebraten ist. Entfernen Sie sie und legen Sie sie beiseite.

❖ Geben Sie in dieselbe Pfanne einen weiteren Esslöffel Olivenöl und fügen Sie das Gemüse hinzu. Innerhalb von 5 bis 7 Minuten kochen, bis sie zart und knusprig sind.

❖ Fügen Sie das gekochte Huhn hinzu und rühren Sie dann Sojasauce und Fischsauce ein. Kochen Sie alles noch ein paar Minuten weiter und rühren Sie dabei gut um. Servieren.

NÄHRWERTE (PRO PORTION):

Kalorien 338; Netto-Kohlenhydrate 10 g; Fett 17 g; Eiweiß 34 g

CREMIGE SPINAT-PILZ-SUPPE

Zubereitungszeit:	Kochzeit:	Portionen:
10 Minuten	20 Minuten	4

ZUTATEN:

- 2 Esslöffel Butter
- 1 mittelgroße Zwiebel, gewürfelt
- 2 Knoblauchzehen, gehackt
- 200 g frische Champignons, in Scheiben geschnitten
- 1 Teelöffel getrockneter Thymian
- Mit Salz & Pfeffer abschmecken
- 1 kg frischen Blattspinat, lose verpackt
- 1 kg Hühner- oder Gemüsebrühe
- 1 Becher Schlagsahne
- 1 Esslöffel Worcestershire-Sauce

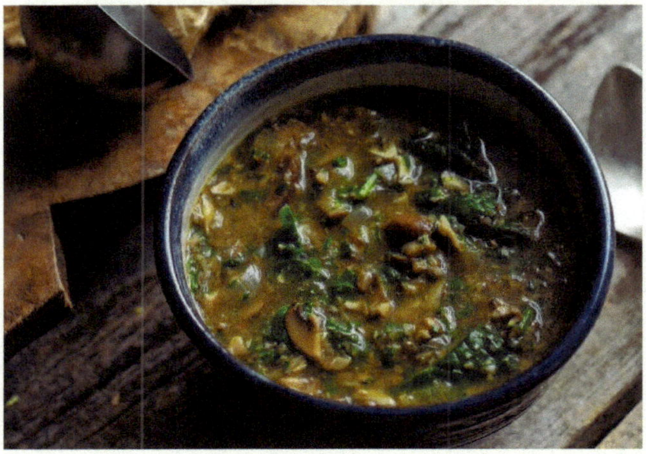

ANWEISUNGEN:

- Schmelzen Sie die Butter in Ihrem großen Topf bei mittlerer Hitze. Fügen Sie die Zwiebel und den Knoblauch hinzu und braten Sie sie 3 Minuten lang an, bis sie weich sind.
- Fügen Sie die Pilze hinzu und kochen Sie sie innerhalb von 5 Minuten, bis sie weich sind.
- Mit Thymian, Salz und Pfeffer würzen. Rühren Sie den Blattspinat ein und kochen Sie ihn innerhalb von 2 Minuten, bis er verwelkt ist.
- Gießen Sie die Brühe hinzu und lassen Sie sie kochen. Stellen Sie die Hitze auf niedrig und köcheln Sie innerhalb von 10 Minuten.
- Rühren Sie die Sahne und die Worcestershire-Sauce ein und lassen Sie alles 5 Minuten lang köcheln. Servieren Sie sie heiß mit Ihrem Lieblingsbrot oder Crackern mit wenig Kohlenhydraten.

NÄHRWERTE (PRO PORTION):

Kalorien: 320; Netto-Kohlenhydrate: 6 g; Fett: 28 g; Eiweiß: 9 g

HÄHNCHENSPIEẞE AUF GRIECHISCHE ART

Zubereitungszeit:	Kochzeit:	Portionen:
20 Minuten	10 Minuten	4

ZUTATEN:

- 500 g entbeinte, hautlose Hühnerbrüste, in 2cm-Würfel geschnitten
- 120 g normaler griechischer Joghurt
- 2 Esslöffel Olivenöl
- 2 Esslöffel Zitronensaft
- 2 Knoblauchzehen, gehackt
- 1 Teelöffel getrockneter Oregano
- 1/2 Teelöffel Salz
- 1/4 Teelöffel schwarzer Pfeffer
- 1 mittelgroße Zucchini, in 1cm-Scheiben geschnitten
- 1 kleine rote Zwiebel, in Spalten geschnitten
- Kirschtomaten (optional)

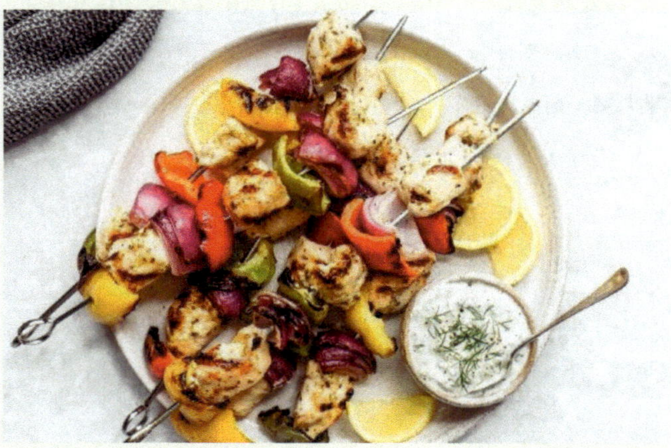

ANWEISUNGEN:

- ❖ Verquirlen Sie den griechischen Joghurt, das Olivenöl, den Zitronensaft, den Knoblauch, den Oregano, das Salz und den Pfeffer in Ihrer großen Schüssel.
- ❖ Fügen Sie die Hähnchenwürfel hinzu und mischen Sie sie gut, bis sie vollständig bedeckt sind. Bedecken Sie es und lassen Sie es innerhalb von 30 Minuten im Kühlschrank marinieren.
- ❖ Heizen Sie Ihren Außengrill auf mittlere bis hohe Hitze vor.
- ❖ Stecken Sie die marinierten Hähnchenteile zusammen mit Zucchinischeiben, roten Zwiebeln und Kirschtomaten (optional) auf Ihre Spieße.
- ❖ Legen Sie die Spieße auf Ihren Grill und garen Sie sie innerhalb von 5 Minuten pro Seite, bis das Hähnchen durchgebraten ist.
- ❖ Nehmen Sie die Spieße heraus und lassen Sie sie ein paar Minuten ruhen, bevor Sie sie mit kohlenhydratarmen Beilagen Ihrer Wahl servieren.

NÄHRWERTE (PRO PORTION):

Kalorien 242; Netto-Kohlenhydrate 4 g; Fett 11 g; Eiweiß 30 g

ASIATISCHER SESAM-STEAK-SALAT

Zubereitungszeit:	Kochzeit:	Portionen:
20 Minuten	10 Minuten	4

ZUTATEN:

- 500 g Lendensteak
- Mit Salz & Pfeffer abschmecken
- 2 Esslöffel Sesamöl
- 1 kg gemischtes Grünzeug
- 240 g zerkleinerter Rotkohl
- 1 Salatgurke, in dünne Scheiben geschnitten
- 120 g geriebene Möhren
- 60 g gehackte grüne Zwiebeln
- 60 g gehackter frischer Koriander
- 2 Esslöffel Sesamsamen

Für das Dressing:

- 60ml natriumarme Sojasauce
- 2 Esslöffel Reisessig
- 1 Teelöffel frisch geriebener Ingwer
- 1 Knoblauchzehe, gehackt
- 2 Esslöffel Olivenöl
- 1 Teelöffel Sesamöl
- Zuckeraustauschstoff entsprechend 1 Teelöffel Zucker (optional)

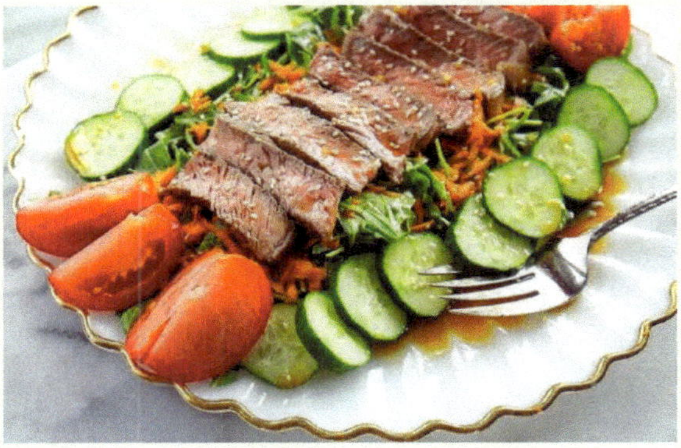

ANWEISUNGEN:

- ❖ Heizen Sie Ihre Grillpfanne auf mittlere bis hohe Hitze vor. Würzen Sie das Steak auf beiden Seiten mit Salz und Pfeffer.
- ❖ Verquirlen Sie in einer kleinen Schüssel Sojasauce, Reisessig, Ingwer, Knoblauch, Olivenöl, Sesamöl und ggf. Zuckerersatz. Beiseitestellen.
- ❖ Grillen Sie das Steak innerhalb von 5 Minuten pro Seite, bis es durchgebraten ist. Lassen Sie das Steak innerhalb von 5 Minuten ruhen, bevor Sie es in dünne Streifen schneiden.
- ❖ Kombinieren Sie das gemischte Gemüse, den Kohl, die Gurke, die Karotten, die Frühlingszwiebeln und den Koriander in Ihrer großen Schüssel.
- ❖ Beträufeln Sie die Hälfte des Dressings über Ihren Salat und schwenken Sie es vorsichtig. Verteilen Sie den Salat auf vier Teller.
- ❖ Geben Sie auf jeden Salat ein in Scheiben geschnittenes Steak und garnieren Sie es mit Sesamkörnern. Servieren Sie das restliche Dressing als Beilage.

NÄHRWERTE (PRO PORTION):

Kalorien: 355; Netto-Kohlenhydrate: 8 g; Fett: 22 g; Eiweiß: 31 g

GEBRATENER REIS MIT SHRIMPS UND BLUMENKOHL

Zubereitungszeit:	Kochzeit:	Portionen:
15 Minuten	13 Minuten	4

ZUTATEN:

- 1 kg Blumenkohlreis
- 500 g Garnelen, geschält und entdarmt
- 2 Esslöffel Olivenöl
- 1 kleine Zwiebel, gehackt
- 120 g Erbsen
- 120 g gewürfelte Möhren
- 2 Knoblauchzehen, gehackt
- 3 Esslöffel Sojasauce, natriumarm
- 2 Teelöffel Sesamöl
- Mit Salz & Pfeffer abschmecken

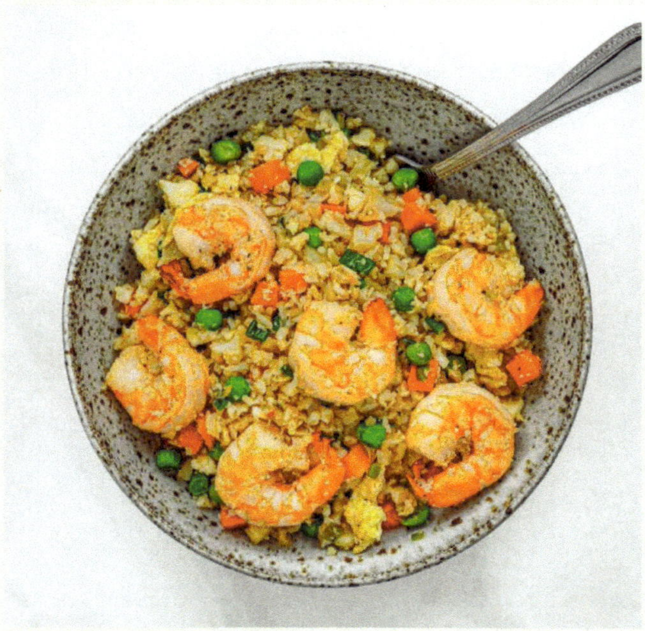

ANWEISUNGEN:

- ❖ Erhitzen Sie das Olivenöl in Ihrer großen Pfanne bei mittlerer bis hoher Hitze. Fügen Sie die Zwiebel, den Knoblauch, die Erbsen und die Karotten hinzu und sautieren Sie sie innerhalb von 5 Minuten, bis das Gemüse weich ist.
- ❖ Schieben Sie das Gemüse an eine Seite der Pfanne und geben Sie die Garnelen hinzu. Garen Sie die Garnelen innerhalb von 3-4 Minuten pro Seite, bis sie rosa und durchgegart sind.
- ❖ Kombinieren Sie die Garnelen mit dem Gemüse und rühren Sie den Blumenkohlreis unter. Sojasauce, Sesamöl, Salz und Pfeffer unterrühren.
- ❖ Innerhalb von 5 Minuten kochen, bis der Blumenkohlreis weich ist. Herausnehmen, dann servieren.

NÄHRWERTE (PRO PORTION):

Kalorien: 280; Netto-Kohlenhydrate: 9 g; Fett: 11 g; Eiweiß: 28 g

WÜRZIGE TOFU-SALAT-WRAPS

Zubereitungszeit:	**Kochzeit:**	**Portionen:**
20 Minuten	12 Minuten	4

ZUTATEN:

- 400 g fester Tofu, gewürfelt
- 1 Esslöffel Olivenöl
- 2 Knoblauchzehen, gehackt
- 1 kleine rote Paprika, fein gehackt
- 1 kleine Zwiebel, fein gehackt
- 240 g Champignons, in Scheiben geschnitten
- 60ml natriumarme Sojasauce
- 2 Esslöffel Sriracha oder scharfe Sauce
- 1 Esslöffel Reisessig
- 1 Teelöffel geriebener Ingwer
- Mit Salz & Pfeffer abschmecken
- 8 große Salatblätter (z. B. Eisbergsalat oder Kopfsalat)

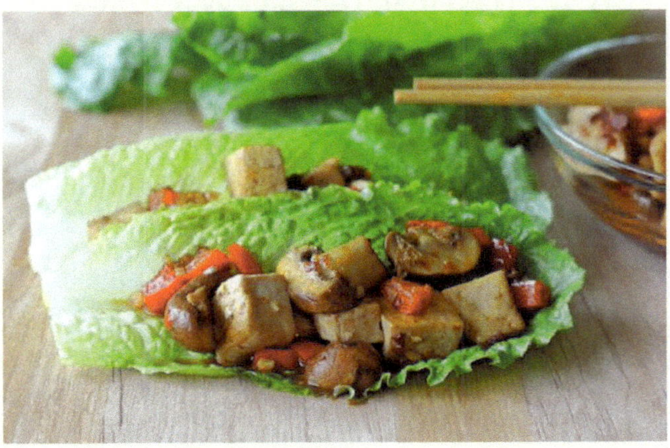

ANWEISUNGEN:

- ❖ Erhitzen Sie das Olivenöl in Ihrer großen Antihaft-Pfanne bei mittlerer Hitze. Fügen Sie den Tofu hinzu und kochen Sie ihn 5 Minuten lang, bis er goldbraun ist. Nehmen Sie den Tofu heraus und stellen Sie ihn beiseite.
- ❖ Knoblauch, Paprika, Zwiebel und Champignons hinzufügen. 5 Minuten kochen, bis das Gemüse weich ist.
- ❖ Verquirlen Sie Sojasauce, Sriracha, Reisessig und Ingwer in einer kleinen Schüssel.
- ❖ Geben Sie den Tofu zusammen mit dem Gemüse zurück in die Pfanne. Gießen Sie die Soßenmischung darüber und kochen Sie sie 2 Minuten lang, bis sie durcherhitzt ist - würzen Sie mit Salz und Pfeffer.
- ❖ Zum Servieren löffeln Sie die Tofumischung auf jedes Salatblatt und falten es zu einem Wrap.

NÄHRWERTE (PRO PORTION):

Kalorien 200; Netto-Kohlenhydrate 9 g; Fett 10 g; Eiweiß 18 g

KALTER ASIATISCHER NUDELSALAT

Zubereitungszeit:	Kochzeit:	Portionen:
15 Minuten + Kühlzeit	10 Minuten	4

ZUTATEN:

- 200 g Shirataki-Nudeln, gewaschen und abgetropft
- 500 g geriebener Kohl
- 1 rote Paprika, in dünne Scheiben geschnitten
- 240 g geriebene Möhren
- 4 grüne Zwiebeln, gehackt
- 60 g gehackter frischer Koriander
- 80 g Mandelbutter
- 2 Esslöffel natriumarme Sojasauce
- 2 Esslöffel Reisessig
- 1 Esslöffel Sesamöl
- 1 Esslöffel frischer Limettensaft
- 1 Teelöffel geriebener Ingwer
- Zerkleinerte Erdnüsse und Sesamsamen zum Garnieren (optional)

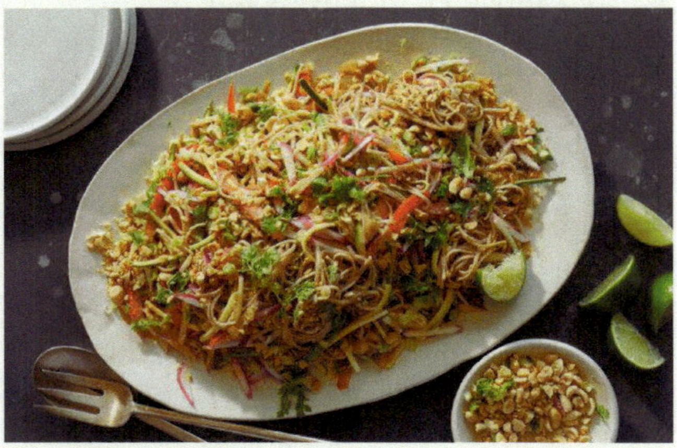

ANWEISUNGEN:

- ❖ Bringen Sie Ihren Topf mit Wasser zum Kochen und kochen Sie die Nudeln darin 2 Minuten lang. Lassen Sie die Nudeln abtropfen und waschen Sie sie mit kaltem Wasser.
- ❖ Kombinieren Sie die Nudeln, den Kohl, die Paprika, die Karotten, die Frühlingszwiebeln und den Koriander in Ihrer großen Schüssel.
- ❖ Verquirlen Sie die Mandelbutter, die Sojasauce, den Reisessig, das Sesamöl, den Limettensaft und den Ingwer in einer kleinen Schüssel, bis sie glatt sind.
- ❖ Gießen Sie das Dressing über Ihre Nudelmischung und schwenken Sie es gut durch. Innerhalb von 1 Stunde in den Kühlschrank stellen.
- ❖ Vor dem Servieren nach Belieben mit zerstoßenen Erdnüssen und Sesam bestreuen.

NÄHRWERTE (PRO PORTION):

Kalorien 254; Netto-Kohlenhydrate 7 g; Fett 19 g; Eiweiß 10 g;

EIERROLLE IN DER BOWL

Zubereitungszeit:	Kochzeit:	Portionen:
10 Minuten	7 Minuten	4

ZUTATEN:

- 500 g Schweinehackfleisch
- 2 Esslöffel Sesamöl
- 1 kleine Zwiebel, gewürfelt
- 3 Knoblauchzehen, gehackt
- 1 Esslöffel frischer Ingwer, gerieben
- 60ml Sojasauce
- 60ml Hühnerbrühe
- 1 kleiner Kohlkopf, in dünne Scheiben geschnitten
- 500 g geriebene Möhren
- 3 grüne Zwiebeln, gehackt
- Mit Salz & Pfeffer abschmecken

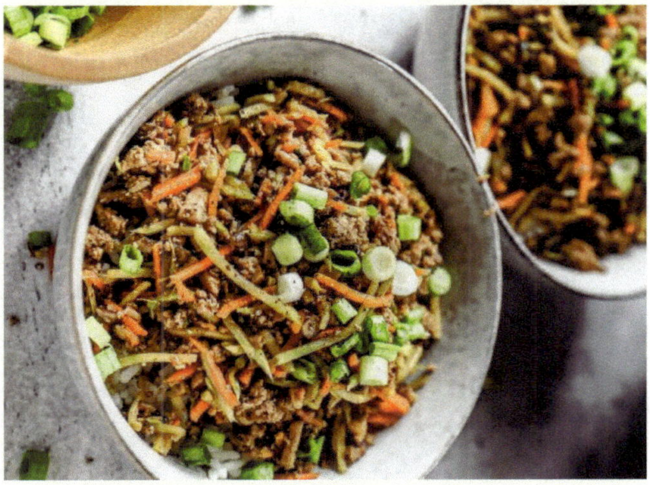

ANWEISUNGEN:

- ❖ Erhitzen Sie das Sesamöl in Ihrer großen Pfanne bei mittlerer Hitze. Fügen Sie das Hackfleisch hinzu und braten Sie es an, bis es gebräunt ist und in kleine Stücke zerfällt.
- ❖ Fügen Sie die Zwiebel, den Knoblauch und den Ingwer hinzu und kochen Sie 2 bis 3 Minuten, bis sie duften. Rühren Sie die Sojasauce und die Hühnerbrühe ein.
- ❖ Fügen Sie den Kohl und die Karotten hinzu und rühren Sie gut um. Kochen Sie das Gemüse in 5 bis 7 Minuten, bis es weich ist.
- ❖ Herausnehmen und mit grünen Zwiebeln belegen - mit Salz und Pfeffer würzen. Servieren.

NÄHRWERTE (PRO PORTION):

Kalorien: 315; Netto-Kohlenhydrate: 11 g; Fett: 20 g; Eiweiß: 24 g

MIT KRÄUTERN GEBRATENER WOLFSBARSCH UND RUCOLA-SALAT

Zubereitungszeit:	Kochzeit:	Portionen:
15 Minuten	12 Minuten	4

ZUTATEN:

- 4 Wolfsbarschfilets
- 500 g Rucola
- 120 g Kirschtomaten, halbiert
- 60 g gehobelter Parmesan
- 60 g gehackte frische Kräuter
- 2 Knoblauchzehen, gehackt
- 3 Esslöffel Olivenöl, geteilt
- Mit Salz & Pfeffer abschmecken
- Zitronenspalten zum Servieren

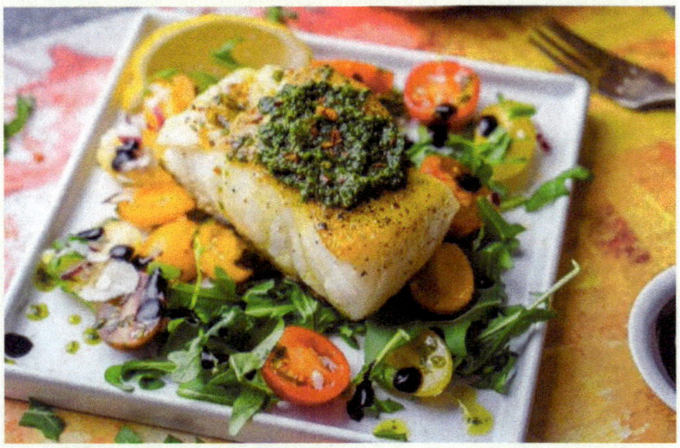

ANWEISUNGEN:

- Heizen Sie Ihren Ofen auf 200 °C vor. Mischen Sie die frischen Kräuter, den Knoblauch und 2 Esslöffel Olivenöl in einer kleinen Schüssel.
- Würzen Sie die Wolfsbarschfilets mit Salz und Pfeffer. Legen Sie die Filets auf Ihr mit Pergamentpapier ausgelegtes Backblech.
- Verteilen Sie die Kräutermischung gleichmäßig über jedes Filet. Braten Sie den Fisch innerhalb von 12-15 Minuten, bis er leicht abblättert.
- Mischen Sie in der Zwischenzeit den Rucola, die Kirschtomaten und den Parmesan in Ihrer großen Schüssel. Das restliche Olivenöl darüber träufeln und gut mit Salz und Pfeffer würzen.
- Verteilen Sie den Salat auf vier Teller und legen Sie auf jeden ein gekochtes Wolfsbarschfilet. Servieren Sie sie mit Zitronenspalten.

NÄHRWERTE (PRO PORTION):

Kalorien 380; Netto-Kohlenhydrate 3 g; Fett 20 g; Eiweiß 43 g

WRAPS MIT CHIPOTLE, PULLED PORK UND KOPFSALAT

Zubereitungszeit:	Kochzeit:	Portionen:
15 Minuten	45 Minuten	4

ZUTATEN:

- 750 g Schweinefilet, in große Stücke geschnitten
- 120ml Chipotle-Sauce
- 2 Knoblauchzehen, gehackt
- 1 kleine Zwiebel, fein gewürfelt
- 60ml Apfelessig
- Saft von 1 Limette
- Salz & Pfeffer, nach Geschmack
- 8 große Salatblätter (Bibb oder Eisberg)
- **Optionale Toppings:** Avocado in Scheiben, gehackter Koriander, Tomatenwürfel, saure Sahne

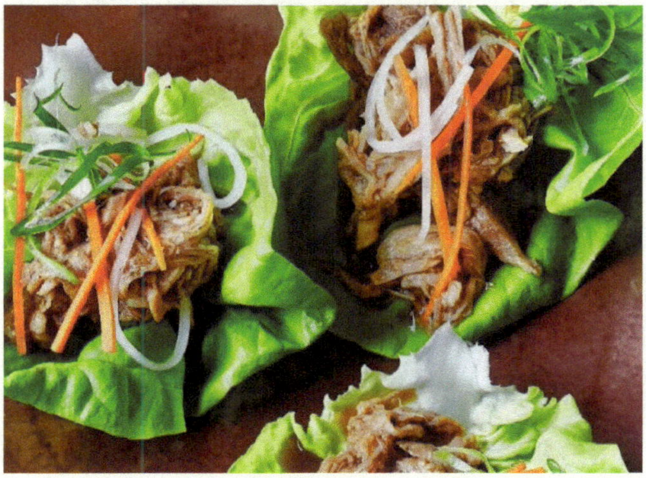

ANWEISUNGEN:

- ❖ Erhitzen Sie in Ihrer großen Pfanne 1 Esslöffel Öl bei mittlerer Hitze. Fügen Sie die Schweinefleischstücke hinzu und braten Sie sie von allen Seiten an, bis sie goldbraun sind.
- ❖ Fügen Sie die Chipotle-Sauce, den Knoblauch, die Zwiebel, den Apfelsaft, den Limettensaft, das Salz und den Pfeffer hinzu.
- ❖ Lassen Sie es aufkochen, schalten Sie auf niedrige Hitze und köcheln Sie es zugedeckt innerhalb von 30 Minuten, bis das Schweinefleisch zart ist. Nehmen Sie das Schweinefleisch heraus und zerkleinern Sie es.
- ❖ Geben Sie das zerkleinerte Schweinefleisch zurück in die Pfanne und kochen Sie es mit der Soße innerhalb von 10 Minuten, bis es gut aufgenommen wurde.
- ❖ Um Ihre Salatblätter zusammenzustellen, geben Sie einen Löffel Pulled Pork auf jedes Salatblatt, gefolgt von den gewünschten Toppings. Klappen Sie den Salat zu einem Wrap um und servieren Sie ihn.

NÄHRWERTE (PRO PORTION):

Kalorien: 320; Netto-Kohlenhydrate: 6 g; Fett: 12 g; Eiweiß: 40 g

GEBRATENES STEAK UND SPARGEL

Zubereitungszeit:	Kochzeit:	Portionen:
15 Minuten	10 Minuten	4

ZUTATEN:

- 500 g Lendensteak, in dünne Scheiben geschnitten
- 1 Bund Spargel, getrimmt und in 5cm-Stücke geschnitten
- 2 Esslöffel Olivenöl
- 60ml natriumarme Sojasauce
- 2 Knoblauchzehen, gehackt
- 1 Teelöffel geriebener Ingwer
- Mit Salz & Pfeffer abschmecken
- **Optional:** Sesamsamen zum Garnieren

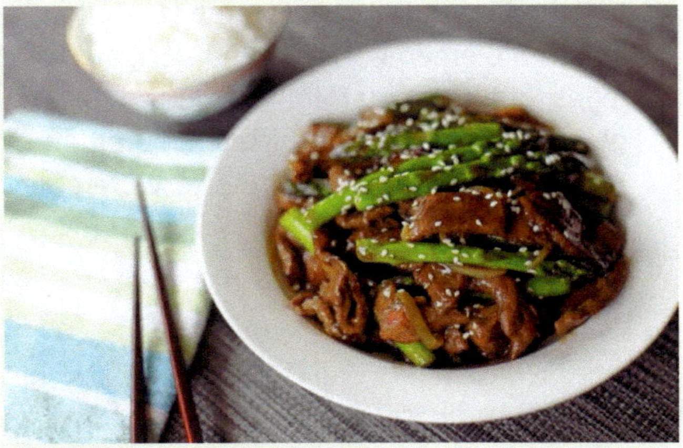

ANWEISUNGEN:

❖ Verquirlen Sie in einer kleinen Schüssel Sojasauce, Knoblauch und Ingwer. Beiseitestellen.

❖ Erhitzen Sie in Ihrer großen Pfanne 1 Esslöffel Olivenöl bei mittlerer bis hoher Hitze.

❖ Fügen Sie das in Scheiben geschnittene Steak hinzu und braten Sie es innerhalb von 5 Minuten unter häufigem Rühren, bis es gebräunt ist. Mit Salz und Pfeffer würzen.

❖ Geben Sie das gebratene Steak auf einen Teller und stellen Sie es beiseite.

❖ Geben Sie die Spargelstücke in dieselbe Pfanne, fügen Sie einen weiteren Esslöffel Olivenöl hinzu und kochen Sie sie in 3-4 Minuten oder bis sie zart und knackig sind.

❖ Geben Sie das gebratene Steak zurück in die Pfanne, gießen Sie die Sojasaucenmischung darüber und rühren Sie gut um. Eine weitere Minute kochen, bevor Sie sie herausnehmen. Servieren.

NÄHRWERTE (PRO PORTION):

Kalorien: 350; Netto-Kohlenhydrate: 7 g; Fett: 18 g; Eiweiß: 38 g

GEFÜLLTE CHAMPIGNONS MIT SPINAT UND ARTISCHOCKEN

Zubereitungszeit:	Kochzeit:	Portionen:
15 Minuten	20 Minuten	4

ZUTATEN:

- 12 große Champignons, geputzt und entstielt
- 240 g gehackter gefrorener Spinat, aufgetaut und trocken gedrückt
- 240 g gehackte Artischockenherzen
- 120 g Frischkäse, erweicht
- 120 g geriebener Parmesankäse
- 60 g saure Sahne
- 2 Knoblauchzehen, gehackt
- Mit Salz & Pfeffer abschmecken
- Olivenöl zum Beträufeln

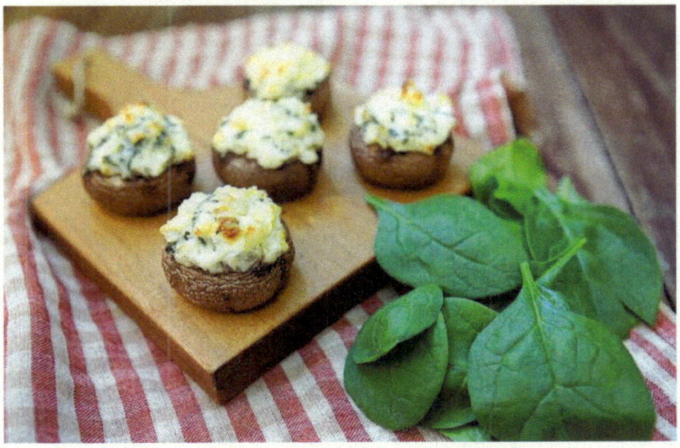

ANWEISUNGEN:

❖ Heizen Sie Ihren Ofen auf 170 °C vor. Legen Sie Ihr Backblech mit Pergamentpapier aus.

❖ Mischen Sie den Spinat, die Artischocken, den Frischkäse, den Parmesan, die saure Sahne, den Knoblauch, das Salz und den Pfeffer in einer mittelgroßen Schüssel.

❖ Füllen Sie jede Pilzkappe mit der Spinat-Artischocken-Mischung.

❖ Legen Sie die gefüllten Champignons auf Ihr Backblech und beträufeln Sie sie leicht mit Olivenöl.

❖ Backen Sie innerhalb von 20 Minuten, bis die Pilze weich sind. Nehmen Sie sie heraus und lassen Sie sie vor dem Servieren einige Minuten abkühlen.

NÄHRWERTE (PRO PORTION):

Kalorien: 271; Netto-Kohlenhydrate: 6 g; Fett: 22 g; Eiweiß: 11 g

ZUCCHINI-LASAGNE-ROLL-UPS

Zubereitungszeit:	Kochzeit:	Portionen:
20 Minuten	25 Minuten	4

ZUTATEN:

- 2 große Zucchini, in dünne Scheiben geschnitten
- 240 g Ricotta-Käse
- 1 Ei
- 120 g geriebener Parmesankäse
- 1/2 Teelöffel Knoblauchpulver
- 1/4 Teelöffel schwarzer Pfeffer
- Salz, nach Geschmack
- 240 g kohlenhydratarme, zuckerfreie Marinarasauce
- 240 g zerkleinerter Mozzarella-Käse

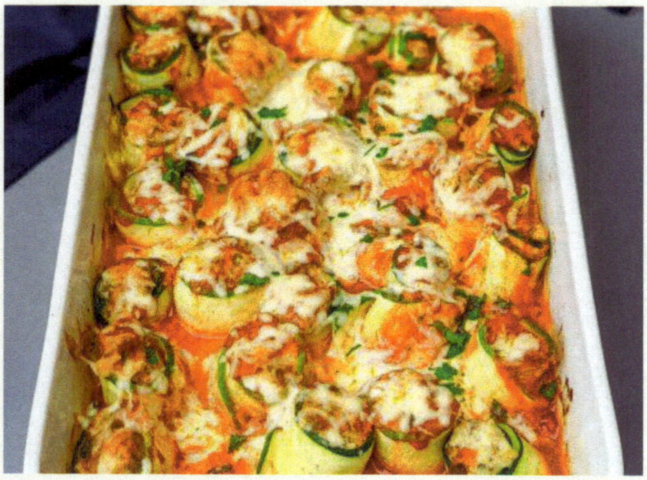

ANWEISUNGEN:

- Heizen Sie Ihren Ofen auf 190 °C vor.
- Legen Sie die Zucchinischeiben auf ein Küchentuch und bestreuen Sie sie mit Salz. Lassen Sie sie dann 5 Minuten ruhen. Tupfen Sie sie mit einem weiteren Papiertuch trocken, um überschüssiges Wasser zu entfernen.
- Vermengen Sie den Ricotta, das Ei, den Parmesan, das Knoblauchpulver, den schwarzen Pfeffer und das Salz in einer mittelgroßen Schüssel.
- Verteilen Sie eine dünne Schicht Marinarasauce in Ihrer Auflaufform.
- Setzen Sie die Roll-Ups zusammen, indem Sie etwa einen Esslöffel Ricotta-Mischung gleichmäßig auf jeder Zucchinischeibe verteilen und sie dann fest aufrollen.
- Legen Sie die aufgerollten Zucchini mit der Nahtseite nach unten in Ihre Auflaufform. Geben Sie mehr Marinarasauce auf jedes Röllchen und bestreuen Sie es mit Mozzarella-Käse.
- Backen Sie innerhalb von 25 Minuten, bis der Käse geschmolzen ist. Servieren.

NÄHRWERTE (PRO PORTION):

Kalorien: 235; Netto-Kohlenhydrate: 6 g; Fett: 15 g; Eiweiß: 17 g

KNUSPRIGE TOFU BANH MI WRAPS

Zubereitungszeit:	Kochzeit:	Portionen:
15 Minuten	10 Minuten	4

ZUTATEN:

- 1 Block extra-fester Tofu, gepresst und in 1cm-dicke Scheiben geschnitten
- 2 Esslöffel Olivenöl
- Mit Salz & Pfeffer abschmecken
- 4 große Kopfsalatblätter (z. B. Eisberg- oder Buttersalat)
- 1 Salatgurke, in dünne Scheiben geschnitten
- 1 mittelgroße Karotte, geschält & geraspelt
- 60 g eingelegte Radieschen, in dünne Scheiben geschnitten
- Limettenspalten zum Servieren

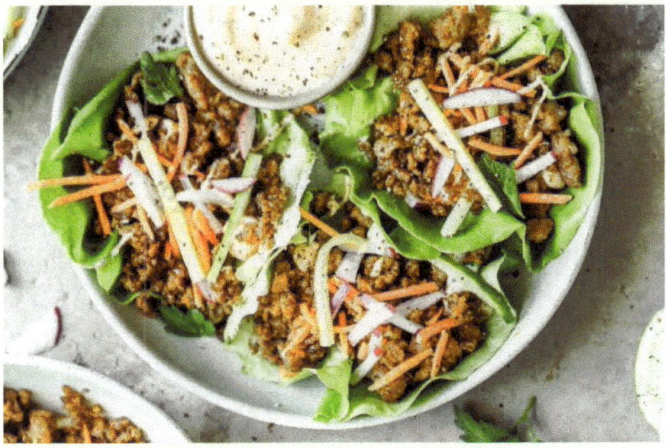

ANWEISUNGEN:

- Erhitzen Sie das Olivenöl in Ihrer großen Antihaft-Pfanne bei mittlerer bis hoher Hitze. Würzen Sie die Tofuscheiben mit Salz und Pfeffer.
- Kochen Sie den Tofu innerhalb von 5 Minuten pro Seite, bis er knusprig ist. Herausnehmen und beiseitestellen.
- Um die Wraps zusammenzustellen, legen Sie ein Salatblatt als Unterlage auf einen Teller. Schichten Sie Gurke, Karotte, eingelegten Rettich und einige Stücke gekochten Tofu auf Ihr Salatblatt.
- Falten Sie das Salatblatt um die Füllung, sodass ein Wrap entsteht. Wiederholen Sie den Vorgang für die restlichen Portionen. Servieren Sie sie mit Limettenspalten zum Auspressen.

NÄHRWERTE (PRO PORTION):

Kalorien: 276; Netto-Kohlenhydrate: 7 g; Fett: 22 g; Eiweiß: 13 g

THAI STIR-FRY MIT SHIRATAKI NUDELN UND ERDNUSS

Zubereitungszeit:	Kochzeit:	Portionen:
15 Minuten	15 Minuten	4

ZUTATEN:

- 1 Packung Shirataki-Nudeln, abgetropft und abgespült
- 1 Esslöffel Kokosnussöl
- 500 g entbeinte, hautlose Hühnerbrust, in dünne Scheiben geschnitten
- 1 kleine rote Paprika, in dünne Scheiben geschnitten
- 500 g Brokkoli-Röschen
- 2 Knoblauchzehen, gehackt
- 2 grüne Zwiebeln, gehackt

Für die Thai-Erdnuss-Sauce:

- 60 g glatte Erdnussbutter
- 3 Esslöffel Sojasauce oder Tamari
- 2 Esslöffel Reisessig
- 1 Esslöffel Sesamöl
- 1 Esslöffel Limettensaft
- 1 Esslöffel Sriracha (wahlweise)
- 3 Esslöffel Wasser

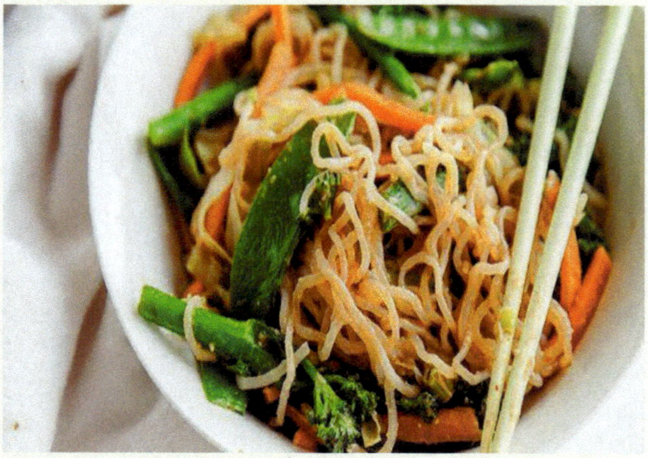

ANWEISUNGEN:

- ❖ Bereiten Sie die thailändische Erdnusssoße zu, indem Sie alle Soßenzutaten in einer kleinen Schüssel verquirlen, bis sie sich gut verbinden. Beiseitestellen.
- ❖ Erhitzen Sie das Kokosöl in Ihrer großen Pfanne bei mittlerer bis hoher Hitze. Fügen Sie die Hähnchenscheiben hinzu und braten Sie sie unter Rühren 4-5 Minuten lang, bis sie durchgegart sind. Nehmen Sie das Huhn heraus und stellen Sie es beiseite.
- ❖ Geben Sie die Paprika und den Brokkoli in dieselbe Pfanne. Innerhalb von 3 Minuten unter Rühren anbraten, bis sie leicht weich werden.
- ❖ Fügen Sie den Knoblauch hinzu und kochen Sie ihn innerhalb von 1 Minute. Schalten Sie auf niedrige Hitze und fügen Sie die thailändische Erdnusssoße hinzu und rühren Sie, um das Gemüse gleichmäßig zu beschichten.
- ❖ Fügen Sie das gekochte Huhn und die Shirataki-Nudeln hinzu. Gut durchschwenken. 1 Minute auf kleiner Flamme kochen; herausnehmen und die grünen Zwiebeln unterrühren.
- ❖ Servieren Sie den Pfanneninhalt heiß und garnieren Sie es nach Belieben mit weiteren Limettenspalten und zerstoßenen Erdnüssen.

NÄHRWERTE (PRO PORTION):

Kalorien: 295; Netto-Kohlenhydrate: 7 g; Fett: 14 g; Eiweiß: 29 g

ZERLEGTE PHILLY-CHEESE-STEAK-BOWL

Zubereitungszeit:	Kochzeit:	Portionen:
15 Minuten	15 Minuten	4

ZUTATEN:

- 500 g dünn geschnittenes Ribeye Steak
- 1 große grüne Paprika, in dünne Scheiben geschnitten
- 1 große rote Paprika, in dünne Scheiben geschnitten
- 1 mittelgroße gelbe Zwiebel, in dünne Scheiben geschnitten
- 500 g Champignons, in Scheiben geschnitten
- 240 g Provolone-Käse, zerkleinert
- 2 Esslöffel Olivenöl
- Mit Salz & Pfeffer abschmecken

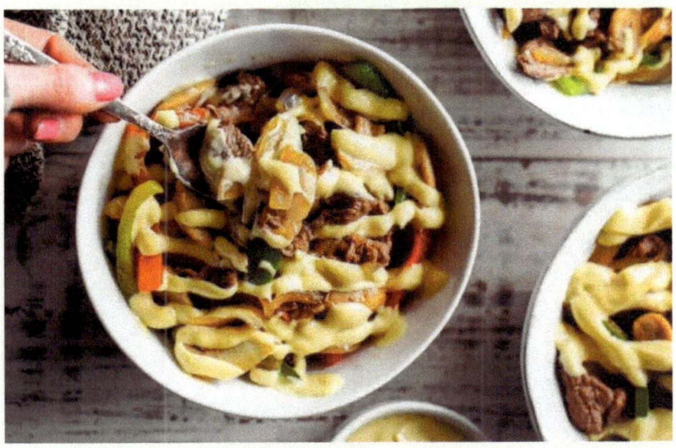

ANWEISUNGEN:

- ❖ Erhitzen Sie Ihre große Pfanne bei mittlerer Hitze und geben Sie 1 Esslöffel Olivenöl hinein. Fügen Sie das Rib-Eye-Steak hinzu und würzen Sie es mit Salz und Pfeffer.
- ❖ Braten Sie das Steak innerhalb von 5-7 Minuten, bis es gebräunt ist. Sobald das Steak gar ist, nehmen Sie es heraus und legen es beiseite.
- ❖ Geben Sie einen weiteren Esslöffel Olivenöl in dieselbe Pfanne und fügen Sie dann die Paprika, die gelbe Zwiebel und die Pilze hinzu - würzen Sie mit Salz und Pfeffer.
- ❖ Kochen Sie innerhalb von 10 Minuten, bis das Gemüse weich ist. Fügen Sie das gekochte Steak wieder hinzu und mischen Sie es gut. Schalten Sie die Hitze aus.
- ❖ Streuen Sie den Provolone-Käse in die Pfanne. Bedecken Sie es und lassen Sie es innerhalb von 3 Minuten stehen, bis der Käse geschmolzen ist.
- ❖ Verteilen Sie die zerlegte Philly-Käse-Steak-Mischung auf vier Schüsseln. Servieren.

NÄHRWERTE (PRO PORTION):

Kalorien 456; Netto-Kohlenhydrate 9 g; Fett 33 g; Eiweiß 33 g

CHAPTER 5

REZEPTE FÜRS ABENDESSEN

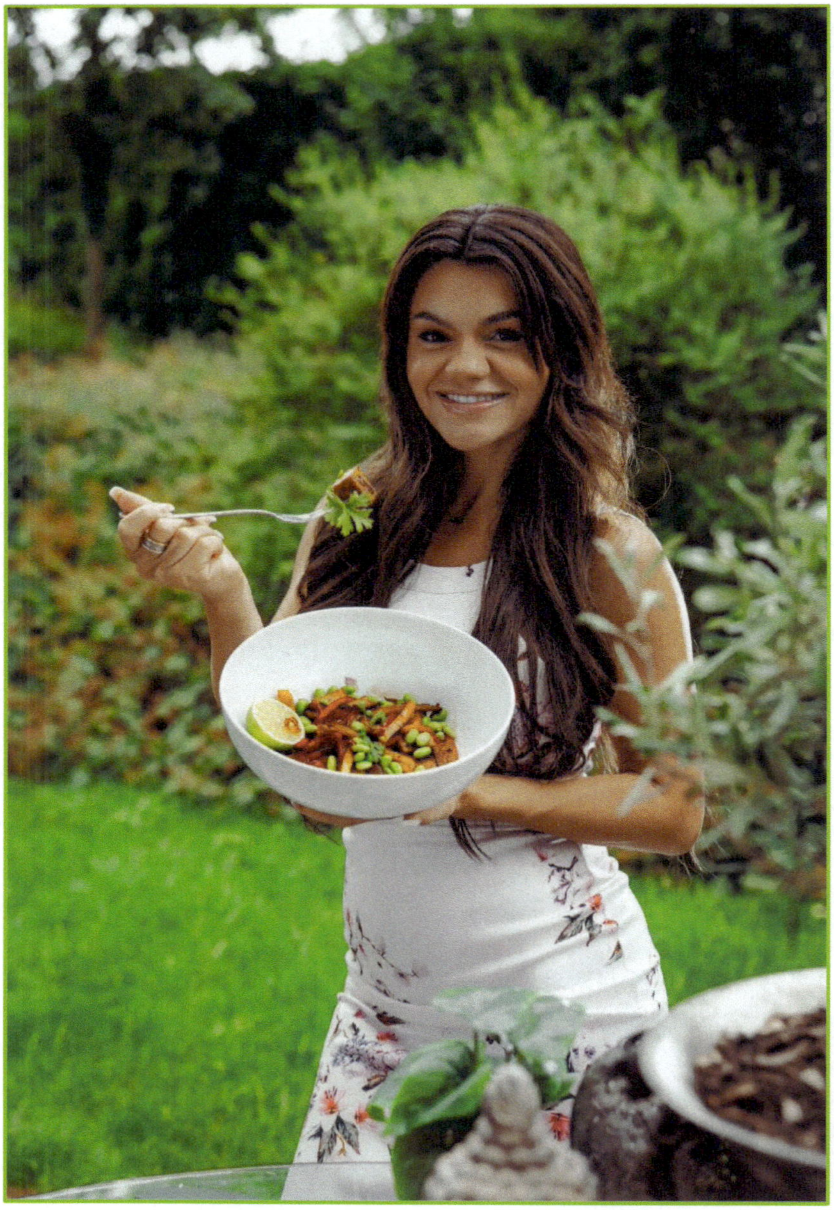

HÄHNCHEN-ZUCCHINI-AUFLAUF

Zubereitungszeit:	Kochzeit:	Portionen:
15 Minuten	50 Minuten	6

ZUTATEN:

- 1 kg gekochtes Hühnerfleisch, zerkleinert
- 3 mittelgroße Zucchini, in dünne Scheiben geschnitten
- 1/2 Zwiebel, fein gehackt
- 240 g zerkleinerter Mozzarella-Käse
- 240 g geriebener Cheddar-Käse
- 120 g geriebener Parmesankäse
- 120 g Schlagsahne
- 120 g saure Sahne
- 1 Esslöffel Olivenöl
- Mit Salz & Pfeffer abschmecken

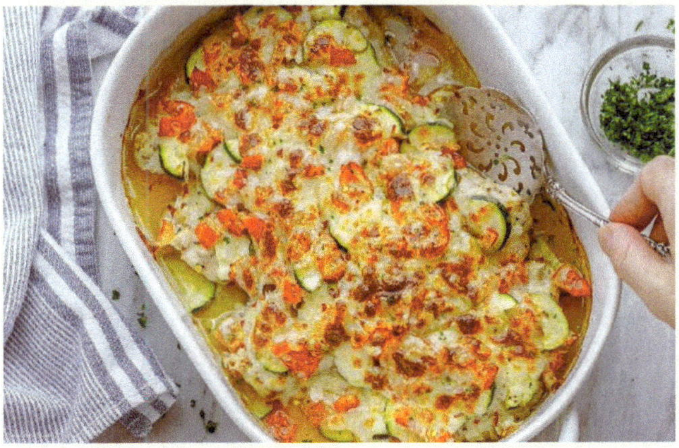

ANWEISUNGEN:

- ❖ Heizen Sie Ihren Ofen auf 170 °C vor.
- ❖ Erhitzen Sie das Olivenöl in Ihrer Pfanne bei mittlerer Hitze. Fügen Sie die Zwiebel hinzu und kochen Sie sie innerhalb von 5 Minuten, bis sie glasig ist.
- ❖ Mischen Sie die gekochten Zwiebeln, das zerkleinerte Hühnerfleisch, die Zucchini, die Sahne, die saure Sahne, das Salz und den Pfeffer in einer großen Schüssel.
- ❖ Mischen Sie in einer anderen Schüssel den Mozzarella-, Cheddar- und Parmesankäse.
- ❖ Geben Sie die Hälfte der Hähnchen-Zucchini-Mischung in eine gefettete 22×33cm-Auflaufform. Fügen Sie als Nächstes eine Schicht der Hälfte der Käsemischung hinzu.
- ❖ Wiederholen Sie den Vorgang mit der restlichen Hähnchen-Zucchini-Mischung und geben Sie die restliche Käsemischung darüber.
- ❖ Backen Sie den Kuchen innerhalb von 45 Minuten, bis er sprudelt. Herausnehmen und vor dem Servieren 10 Minuten ruhen lassen.

NÄHRWERTE (PRO PORTION):

Kalorien: 445; Netto-Kohlenhydrate: 6 g; Fett: 27 g; Eiweiß: 41 g

RINDFLEISCH STROGANOFF MIT CHAMPIGNONS

Zubereitungszeit:	Kochzeit:	Portionen:
15 Minuten	26 Minuten	4

ZUTATEN:

- 500 g mageres Rindfleisch, in dünne Scheiben geschnitten
- 200 g frische Champignons, in Scheiben geschnitten
- 1 mittelgroße Zwiebel, gewürfelt
- 2 Knoblauchzehen, gehackt
- 240ml Rinderbrühe
- 1 Becher saure Sahne
- 2 Esslöffel Olivenöl
- Mit Salz & Pfeffer abschmecken

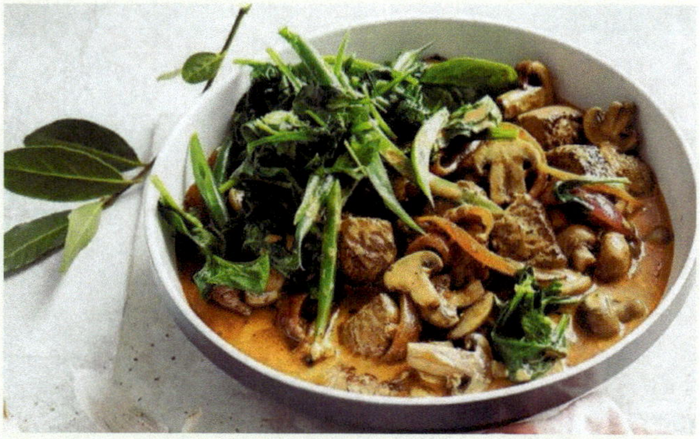

ANWEISUNGEN:

❖ Erhitzen Sie Ihre große Pfanne bei mittlerer bis hoher Hitze und geben Sie 1 Esslöffel Olivenöl hinein.

❖ Fügen Sie das in Scheiben geschnittene Rindfleisch hinzu und kochen Sie es innerhalb von 3-5 Minuten, bis es gebräunt ist. Nehmen Sie das gekochte Rindfleisch heraus und stellen Sie es beiseite.

❖ Erhitzen Sie in derselben Pfanne das restliche Olivenöl. Fügen Sie die Zwiebeln und den Knoblauch hinzu und kochen Sie sie innerhalb von 3 Minuten, bis sie duften.

❖ Fügen Sie die Pilze hinzu und kochen Sie sie innerhalb von 5 Minuten, bis sie weich sind. Fügen Sie das gekochte Rindfleisch hinzu, rühren Sie die Rinderbrühe ein und lassen Sie es kochen.

❖ Stellen Sie die Hitze auf niedrig und köcheln Sie innerhalb von 15 Minuten, bis es leicht eindickt. Nehmen Sie die Pfanne vom Herd, rühren Sie die saure Sahne unter und würzen Sie mit Salz und Pfeffer. Servieren.

NÄHRWERTE (PRO PORTION):

Kalorien: 380; Netto-Kohlenhydrate: 7 g; Fett: 28 g; Eiweiß: 26 g

AUFLAUF MIT PUTENFLEISCHBÄLLCHEN UND GEMÜSETABLETT

Zubereitungszeit:	Kochzeit:	Portionen:
20 Minuten	30 Minuten	4

ZUTATEN:

- 500 g gewolfter Truthahn
- 120 g Mandelmehl
- 1 großes Ei
- 2 Knoblauchzehen, gehackt
- 2 Esslöffel frische Petersilie, gehackt
- 1 Teelöffel Salz
- 1/2 Teelöffel schwarzer Pfeffer
- 1/2 Teelöffel Paprika
- 1 kg gemischtes Gemüse (geschnittene rote Zwiebeln, Kirschtomaten, Zucchini)
- 2 Esslöffel Olivenöl
- 1 Teelöffel italienisches Gewürz
- 120 g geriebener Parmesankäse

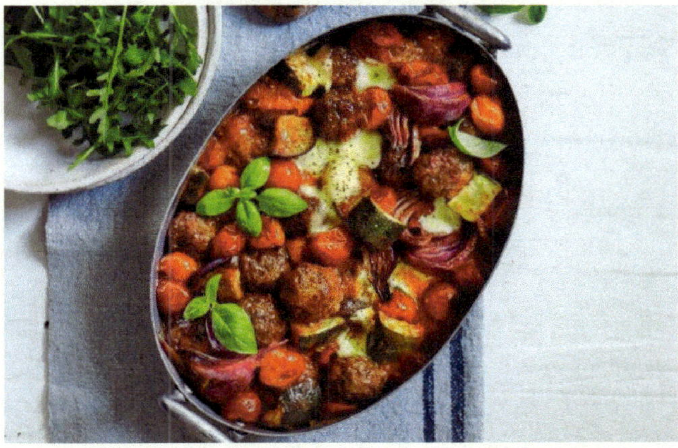

ANWEISUNGEN:

- Heizen Sie Ihren Ofen auf 200 °C vor. Legen Sie Ihr großes Backblech mit Pergamentpapier aus.
- Kombinieren Sie den gewolften Truthahn, das Mandelmehl, das Ei, den Knoblauch, die Petersilie, das Salz, den schwarzen Pfeffer und das Paprikapulver in Ihrer großen Schüssel.
- Formen Sie die Truthahnmischung zu 16 Fleischbällchen und legen Sie sie auf Ihr Backblech.
- Vermengen Sie das gemischte Gemüse in einer anderen großen Schüssel mit Olivenöl und italienischen Gewürzen. Verteilen Sie das Gemüse um die Fleischbällchen herum.
- Backen Sie innerhalb von 25-30 Minuten, bis die Fleischbällchen durchgebraten sind.
- Herausnehmen und mit Parmesankäse bestreuen. Backen Sie innerhalb von 5 Minuten erneut, bis der Käse geschmolzen ist. Servieren.

NÄHRWERTE (PRO PORTION):

Kalorien: 375; Netto-Kohlenhydrate: 12 g; Fett: 21 g; Eiweiß: 30 g;

GEGRILLTES BALSAMICO-STEAK UND GEMÜSE

Zubereitungszeit:	Kochzeit:	Portionen:
15 Minuten	20 Minuten	4

ZUTATEN:

- 500 g mageres Rindersteak (vorzugsweise Sirloin oder Ribeye)
- 60 g Balsamico-Essig
- 2 Esslöffel Olivenöl
- 2 Knoblauchzehen, gehackt
- Mit Salz & Pfeffer abschmecken
- 500 g gehackte Paprikaschoten (jede Farbe)
- 240 g Kirschtomaten
- 1 mittelgroße Zucchini, in runde Scheiben geschnitten

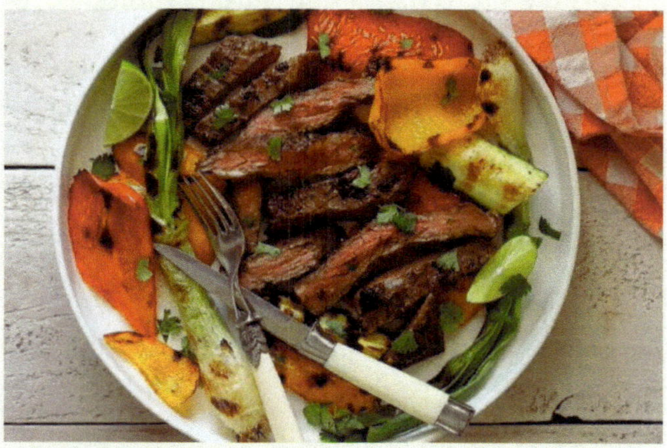

ANWEISUNGEN:

- Mischen Sie den Balsamico-Essig, das Olivenöl, den gehackten Knoblauch, das Salz und den Pfeffer in einer flachen Schüssel. Fügen Sie das Steak hinzu und stellen Sie sicher, dass es gut bedeckt ist. Lassen Sie es innerhalb von 30 Minuten marinieren.
- Schwenken Sie das Gemüse mit etwas Olivenöl, Salz und Pfeffer.
- Heizen Sie Ihren Grill auf mittlere bis hohe Hitze vor. Grillen Sie das Steak auf einer Seite für 5-7 Minuten.
- Drehen Sie das Steak um und braten Sie es innerhalb von 5-7 Minuten, bis es durchgebraten ist.
- Legen Sie in der Zwischenzeit das Gemüse in Ihren Grillkorb. Grillen Sie das Gemüse innerhalb von 10 Minuten unter häufigem Umrühren, bis es leicht verkohlt ist.
- Nehmen Sie das Steak heraus und lassen Sie es innerhalb von 5 Minuten ruhen, während es seinen Saft behält. Servieren Sie jedes Steak zusammen mit gegrilltem Gemüse.

NÄHRWERTE (PRO PORTION):

Kalorien 310; Netto-Kohlenhydrate 6 g; Fett 14 g; Eiweiß 36 g

CREMIGES PESTO-HUHN

Zubereitungszeit:	Kochzeit:	Portionen:
10 Minuten	20 Minuten	4

ZUTATEN:

- 4 Hühnerbrüste ohne Knochen und ohne Haut
- Salz & Pfeffer, nach Geschmack
- 2 Esslöffel Olivenöl
- 120ml Pesto-Sauce
- 120 g Schlagsahne
- 60 g geriebener Parmesankäse
- 500 g Kirschtomaten, halbiert
- Geriebener Parmesankäse und Basilikumblätter zum Garnieren (optional)

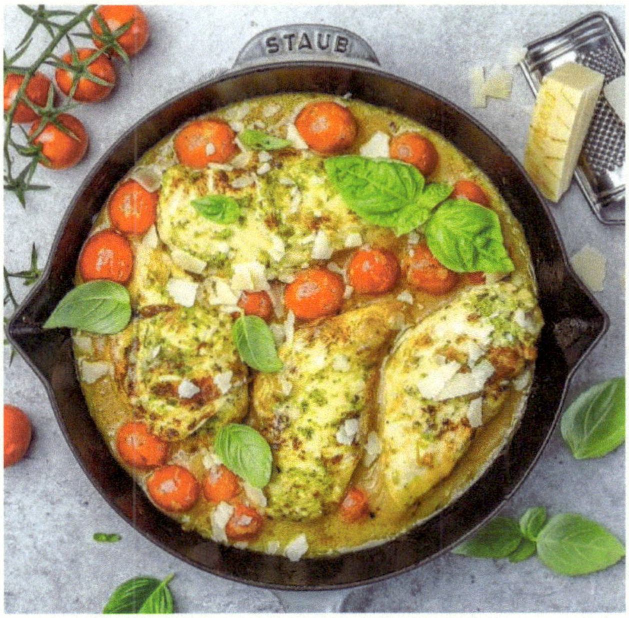

ANWEISUNGEN:

- Würzen Sie die Hähnchenbrüste mit Salz und Pfeffer.
- Erhitzen Sie das Olivenöl in Ihrer großen Pfanne bei mittlerer Hitze.
- Fügen Sie die gewürzten Hühnerbrüste hinzu und braten Sie sie 5-7 Minuten auf jeder Seite, bis sie durchgegart sind.
- Vermengen Sie in einem kleinen Topf die Pestosauce, die Sahne und den Parmesan. Kochen Sie die Sauce bei schwacher Hitze innerhalb von 5 Minuten unter häufigem Rühren, bis sie glatt ist.
- Gießen Sie die cremige Pesto-Sauce über Ihre gekochten Hühnerbrüste.
- Geben Sie die Kirschtomaten dazu und kochen Sie sie innerhalb von 2-3 Minuten, bis die Tomaten weich sind. Mit Parmesan und Basilikumblättern garnieren, falls gewünscht. Servieren.

NÄHRWERTE (PRO PORTION):

Kalorien: 420; Kohlenhydrate (netto): 6 g; Fett: 30 g; Eiweiß: 34 g;

PORTOBELLO CHAMPIGNON PIZZEN

Zubereitungszeit:	Kochzeit:	Portionen:
10 Minuten	15 Minuten	4

ZUTATEN:

- 4 große Portobello-Pilzköpfe, Stiele entfernt und Kiemen herausgeschnitten
- 120ml Marinarasauce
- 240 g zerkleinerter Mozzarella-Käse
- 120 g Kirschtomaten, halbiert
- 60 g Oliven, gehackt
- 60 g frisches Basilikum, gehackt
- Mit Salz & Pfeffer abschmecken

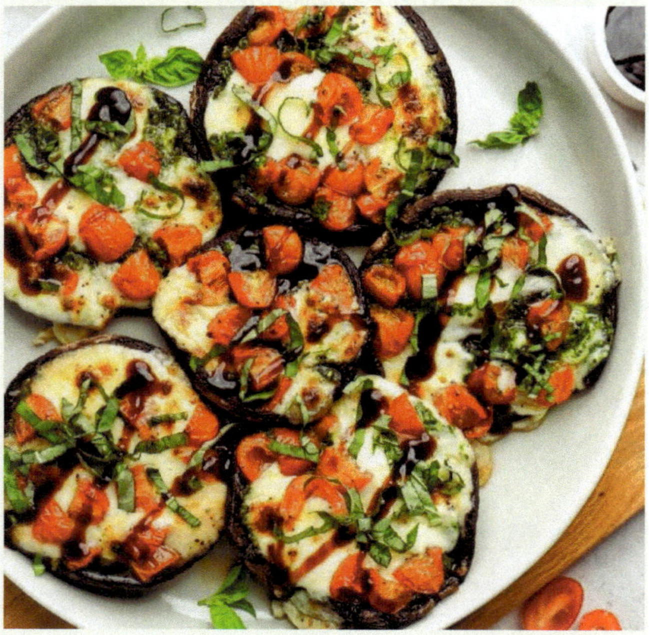

ANWEISUNGEN:

- ❖ Heizen Sie Ihren Ofen auf 200 °C vor.
- ❖ Legen Sie die Pilzköpfe mit den Kiemen nach oben auf ein mit Pergament ausgelegtes Backblech. Mit Salz und Pfeffer würzen.
- ❖ Verteilen Sie eine Schicht Marinarasauce auf jedem Pilzkopf, gefolgt von Mozzarella-Käse, Kirschtomaten und Oliven.
- ❖ Backen Sie sie innerhalb von 12-15 Minuten, bis der Käse geschmolzen ist. Sieben.

NÄHRWERTE (PRO PORTION):

Kalorien 175; Netto-Kohlenhydrate 6 g; Fett 10 g; Eiweiß 12 g

MIT KREUZKÜMMEL-GERÖSTETER LACHS

Zubereitungszeit:	Kochzeit:	Portionen:
15 Minuten	15 Minuten	4

ZUTATEN:

- 4 Lachsfilets
- 2 Esslöffel Olivenöl
- 2 Teelöffel gemahlener Kreuzkümmel
- Mit Salz & Pfeffer abschmecken
- 60 g gehackter frischer Koriander
- Schale von einer Zitrone

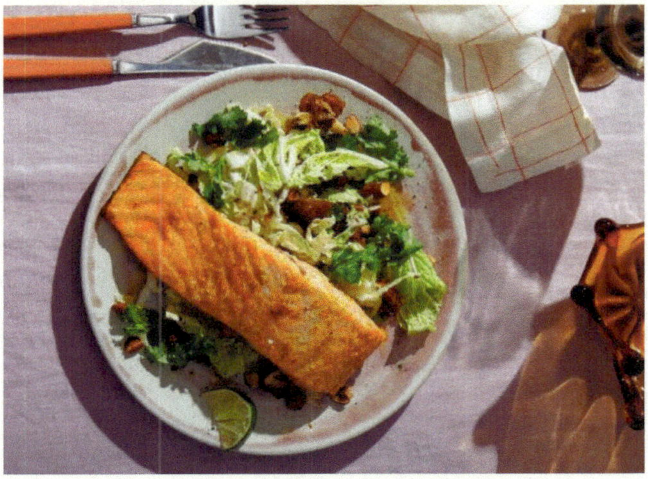

ANWEISUNGEN:

- Heizen Sie Ihren Ofen auf 200 °C vor.
- Mischen Sie das Olivenöl, den gemahlenen Kreuzkümmel, das Salz und den Pfeffer in einer kleinen Schüssel.
- Legen Sie die Lachsfilets auf ein mit Pergament ausgelegtes Backblech. Streichen Sie die Kreuzkümmel-Öl-Mischung gleichmäßig über die Lachsfilets.
- Backen Sie sie innerhalb von 15-20 Minuten, bis sie durchgebraten sind. Vermengen Sie in einer anderen kleinen Schüssel den Koriander und die Zitronenschale.
- Nehmen Sie den Lachs heraus und garnieren Sie ihn sofort mit der Koriander-Zitronen-Mischung. Servieren.

NÄHRWERTE (PRO PORTION):

Kalorien 360; Netto-Kohlenhydrate 1 g; Fett 23 g; Eiweiß 34 g

JALAPEÑO POPPER HÜHNERAUFLAUF

Zubereitungszeit:	Kochzeit:	Portionen:
15 Minuten	35 Minuten	6

ZUTATEN:

- 1 kg gekochtes gewolftes Hühnerfleisch
- 200 g Frischkäse, erweicht
- 240 g Cheddar-Käse, zerkleinert
- 240 g Mozzarella-Käse, zerkleinert
- 120 g saure Sahne
- 4 Jalapeños, entkernt und gewürfelt
- 120 g Speck, gekocht und zerkrümelt
- 1/2 Teelöffel Knoblauchpulver
- Mit Salz & Pfeffer abschmecken

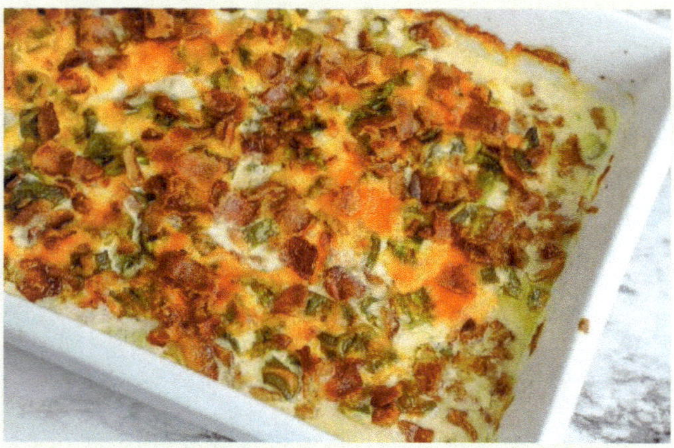

ANWEISUNGEN:

- Heizen Sie Ihren Ofen auf 170 °C vor.
- Mischen Sie das zerkleinerte Hühnerfleisch, den Frischkäse, den Cheddar, den Mozzarella, die saure Sahne, die Jalapeños, das Knoblauchpulver, das Salz und den Pfeffer in Ihrer großen Schüssel.
- Geben Sie die Mischung in eine leicht gefettete 22×32cm-Backform. Verteilen Sie die Mischung gleichmäßig und belegen Sie sie mit Speck.
- Backen Sie innerhalb von 30-35 Minuten, bis der Auflauf sprudelnd ist. Herausnehmen, abkühlen lassen und dann servieren.

NÄHRWERTE (PRO PORTION):

Kalorien 400; Netto-Kohlenhydrate 5 g; Fett 27 g; Eiweiß 34 g

KABELJAU NACH GRIECHISCHER ART MIT TOMATEN

Zubereitungszeit:	Kochzeit:	Portionen:
15 Minuten	22 Minuten	4

ZUTATEN:

- 4 Kabeljaufilets
- 2 Esslöffel Olivenöl
- 1 kleine rote Zwiebel, in dünne Scheiben geschnitten
- 2 Knoblauchzehen, gehackt
- 1 Teelöffel getrockneter Oregano
- 1/2 Teelöffel Salz
- 1/4 Teelöffel schwarzer Pfeffer
- 240 g Kirschtomaten, halbiert
- 120 g Kalamata-Oliven, entkernt und gehackt
- 60 g frische Petersilie, gehackt
- Saft einer halben Zitrone

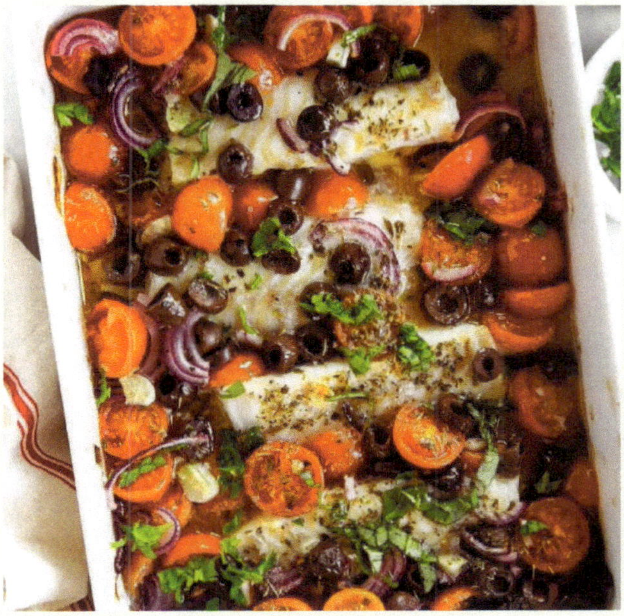

ANWEISUNGEN:

- Heizen Sie Ihren Ofen auf 200 °C vor.
- Erhitzen Sie das Olivenöl in Ihrer großen Pfanne bei mittlerer Hitze. Fügen Sie die Zwiebeln hinzu und kochen Sie sie innerhalb von 5 Minuten, bis sie leicht gebräunt sind.
- Fügen Sie den Knoblauch, getrockneten Oregano, Salz und schwarzen Pfeffer hinzu und kochen Sie eine weitere Minute.
- Kirschtomaten, Oliven und die Hälfte der Petersilie unterrühren. Innerhalb von 5 Minuten kochen, bis die Tomaten leicht weich werden.
- Geben Sie die Tomatenmischung in Ihre Auflaufform. Legen Sie die Kabeljaufilets darauf.
- Beträufeln Sie die Kabeljaufilets mit Zitronensaft und würzen Sie sie mit Salz und schwarzem Pfeffer.
- Backen Sie innerhalb von 12-15 Minuten, bis der Kabeljau durchgebraten ist. Vor dem Servieren mit der restlichen Petersilie garnieren.

NÄHRWERTE (PRO PORTION):

Kalorien 290; Netto-Kohlenhydrate 8 g; Fett 15 g; Eiweiß 32 g

ITALIENISCHE RICOTTA-HÜHNERFRIKADELLEN

Zubereitungszeit:	Kochzeit:	Portionen:
15 Minuten	25 Minuten	4

ZUTATEN:

- 500 g gewolftes Hühnerfleisch
- 120 g Ricotta-Käse
- 60 g geriebener Parmesankäse
- 1 großes Ei, verquirlt
- 60 g Mandelmehl
- 1 Esslöffel italienische Gewürzmischung
- 2 Knoblauchzehen, gehackt
- Salz & Pfeffer, nach Geschmack
- 500ml kohlenhydratarme Marinarasauce

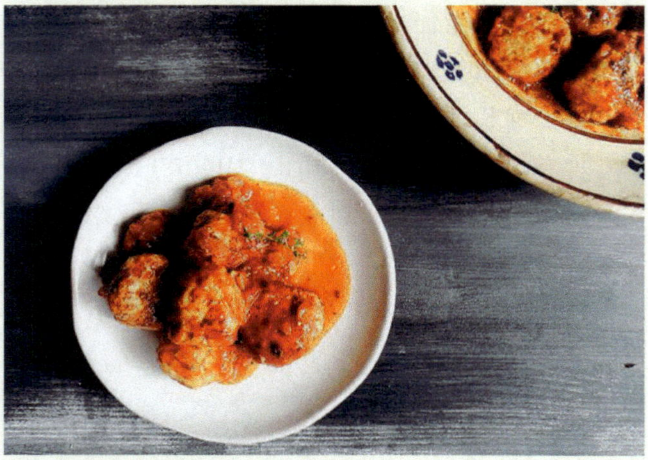

ANWEISUNGEN:

- Heizen Sie Ihren Ofen auf 200 °C vor.
- Vermengen Sie in einer großen Schüssel Hühnerfleisch, Ricotta, Parmesan, geschlagenes Ei, Mandelmehl, italienische Gewürzmischung, Knoblauch, Salz und Pfeffer. Formen Sie die Mischung zu Fleischbällchen.
- Legen Sie die Fleischbällchen auf das ausgelegte Backblech und backen Sie sie innerhalb von 20 Minuten, bis sie durchgebraten sind.
- Erhitzen Sie in der Zwischenzeit die Marinarasauce in Ihrem Kochtopf bei mittlerer Hitze.
- Nehmen Sie die Fleischbällchen heraus und geben Sie sie in Ihren Topf mit der Marinarasauce. Innerhalb von 5 Minuten köcheln lassen, bis die Fleischbällchen bedeckt sind. Servieren.

NÄHRWERTE (PRO PORTION):

Kalorien: 347; Netto-Kohlenhydrate: 7 g; Fett: 20 g; Eiweiß: 33 g

GEBACKENE HÄHNCHENSCHENKEL MIT KNOBLAUCHBUTTER

Zubereitungszeit:	Kochzeit:	Portionen:
15 Minuten	40 Minuten	4

ZUTATEN:

- 8 Hähnchenschenkel mit Knochen und Haut
- Mit Salz & Pfeffer abschmecken
- 60 g ungesalzene Butter, erweicht
- 4 Knoblauchzehen, gehackt
- 1 Esslöffel frische Petersilie, gehackt
- 1 Teelöffel Paprika
- 1/2 Teelöffel getrockneter Oregano
- 1/2 Teelöffel getrockneter Thymian

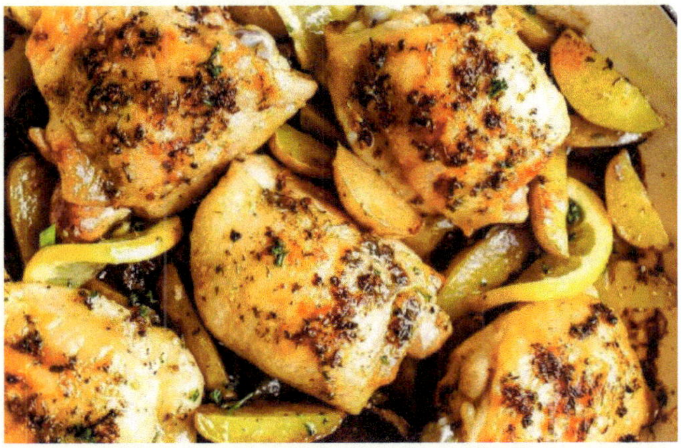

ANWEISUNGEN:

- Heizen Sie Ihren Ofen auf 200 °C vor. Legen Sie die Hähnchenschenkel in Ihre Auflaufform.
- Würzen Sie die Hähnchenschenkel mit Salz und Pfeffer. Mischen Sie die Butter, den Knoblauch, die Petersilie, das Paprikapulver, den Oregano und den Thymian in Ihrer kleinen Schüssel.
- Verteilen Sie die Hälfte der Knoblauchbuttermischung gleichmäßig auf jedem Hähnchenschenkel. Reservieren Sie die andere Hälfte zum Übergießen.
- Stellen Sie die Auflaufform in den Ofen und backen Sie sie 40 bis 45 Minuten lang, bis sie durchgebraten sind, wobei Sie sie gelegentlich mit der restlichen Knoblauchbutter begießen.
- Sobald sie durchgegart und goldbraun sind, nehmen Sie sie heraus und lassen Sie sie vor dem Servieren ein paar Minuten ruhen.

NÄHRWERTE (PRO PORTION):

Kalorien 350; Netto-Kohlenhydrate 2 g; Fett 26 g; Eiweiß 27 g

GESCHWÄRZTES LACHSFILET

Zubereitungszeit:	Kochzeit:	Portionen:
10 Minuten	8 Minuten	4

ZUTATEN:

- 4 Lachsfilets, ohne Haut
- 2 Esslöffel Olivenöl
- 1 Teelöffel Paprika
- 1 Teelöffel Zwiebelpulver
- 1 Teelöffel Knoblauchpulver
- 1 Teelöffel getrockneter Thymian
- 1 Teelöffel getrockneter Oregano
- 1/2 Teelöffel Cayennepfeffer
- Salz & schwarzer Pfeffer nach Geschmack
- Zitronenspalten zum Servieren

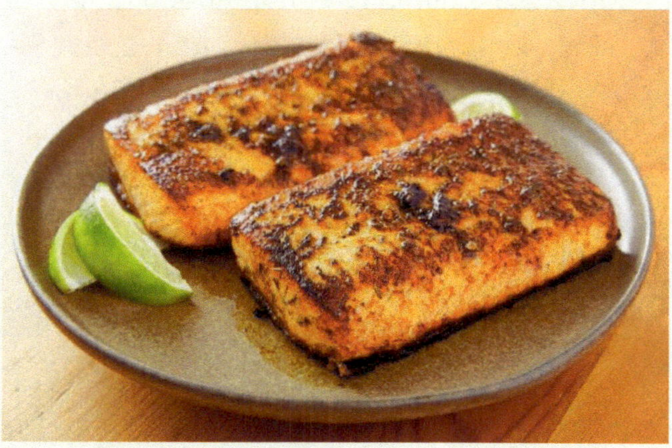

ANWEISUNGEN:

- ❖ Mischen Sie Paprika, Zwiebel- und Knoblauchpulver, Thymian, Oregano, Cayennepfeffer, Salz und schwarzen Pfeffer in einer kleinen Schüssel.
- ❖ Tupfen Sie die Lachsfilets mit einem Papierhandtuch trocken. Reiben Sie die Gewürzmischung auf beide Seiten jedes Filets.
- ❖ Erhitzen Sie das Olivenöl in Ihrer großen Antihaft-Pfanne bei mittlerer bis hoher Hitze. Legen Sie die Lachsfilets in Ihre Bratpfanne.
- ❖ Braten Sie den Lachs auf jeder Seite innerhalb von 4-5 Minuten, bis er geschwärzt ist. Nehmen Sie den Lachs heraus und servieren Sie ihn mit Zitronenspalten.

NÄHRWERTE (PRO PORTION):

Kalorien: 367; Netto-Kohlenhydrate: 3 g; Fett: 24 g; Eiweiß: 34 g

TOFU UND GEBRATENES GEMÜSE

Zubereitungszeit:	Kochzeit:	Portionen:
15 Minuten	10 Minuten	4

ZUTATEN:

- 1 Block extra-fester Tofu, abgetropft & gewürfelt
- 500 g Brokkoli-Röschen
- 1 rote Paprika, in Scheiben geschnitten
- 1 gelbe Paprika, in Scheiben geschnitten
- 2 Esslöffel Olivenöl
- 60ml natriumarme Sojasauce
- 2 Esslöffel Reisessig
- 1 Esslöffel geriebener Ingwer
- 2 Knoblauchzehen, gehackt

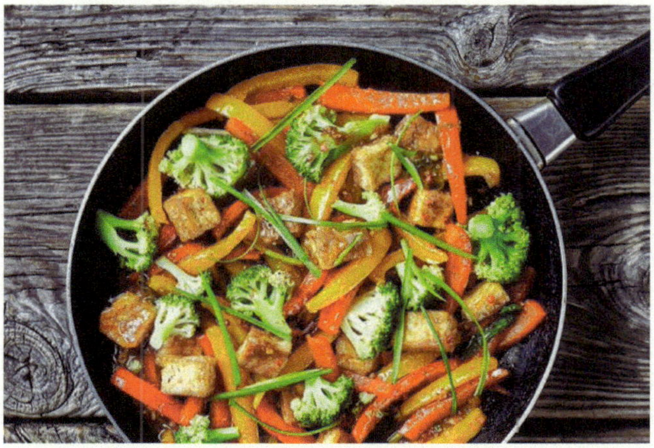

ANWEISUNGEN:

- Verquirlen Sie die Sojasauce, den Reisessig, den Ingwer und den Knoblauch in Ihrer kleinen Schüssel. Beiseitestellen.
- Erhitzen Sie einen Esslöffel Olivenöl in Ihrer großen Pfanne bei mittlerer bis hoher Hitze.
- Fügen Sie den gewürfelten Tofu hinzu und kochen Sie ihn innerhalb von 5 Minuten, bis er goldbraun ist. Herausnehmen und auf dem Teller beiseitestellen.
- Geben Sie einen weiteren Esslöffel Olivenöl in dieselbe Pfanne und braten Sie den Brokkoli und die Paprika in 3-5 Minuten, bis sie zart und knackig sind.
- Fügen Sie den Tofu hinzu, gießen Sie die Sauce darüber und rühren Sie gut um. Innerhalb von 2 Minuten durchkochen. Servieren.

NÄHRWERTE (PRO PORTION):

Kalorien 250; Netto-Kohlenhydrate 10 g; Fett 14 g; Eiweiß 18 g;

TILAPIA IN DER PARMESANKRUSTE

Zubereitungszeit:	Kochzeit:	Portionen:
15 Minuten	15 Minuten	4

ZUTATEN:

- 4 Tilapia-Filets, abgetupft
- 120 g geriebener Parmesankäse
- 60 g Mandelmehl
- 2 Esslöffel Mayonnaise
- 1 Esslöffel Zitronensaft
- 1 Teelöffel Knoblauchpulver
- 1/2 Teelöffel Zwiebelpulver
- Mit Salz & Pfeffer abschmecken
- Olivenölspray oder Kochspray zum Einfetten

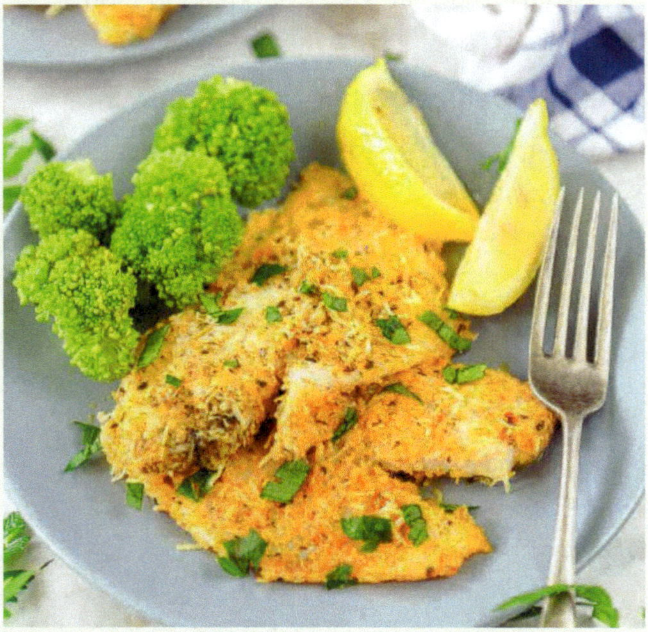

ANWEISUNGEN:

- ❖ Heizen Sie Ihren Ofen auf 200 °C vor. Fetten Sie Ihr Backblech mit Olivenölspray ein.
- ❖ Vermengen Sie den Parmesan, das Mandelmehl, das Knoblauchpulver, das Zwiebelpulver, das Salz und den Pfeffer in einer flachen Schüssel.
- ❖ Vermengen Sie in einer anderen flachen Schüssel die Mayonnaise und den Zitronensaft, bis sie glatt sind.
- ❖ Tauchen Sie jedes Filet in die Mayonnaisemischung, bis es bedeckt ist. Drücken Sie jedes beschichtete Filet in die Parmesan-Mandel-Mehl-Mischung.
- ❖ Legen Sie die panierten Filets auf Ihr Backblech. Backen Sie innerhalb von 15 Minuten, bis der Fisch leicht flockig wird.

NÄHRWERTE (PRO PORTION):

Kalorien: 352; Netto-Kohlenhydrate: 3 g; Fett: 16 g; Eiweiß: 48 g

KNOBLAUCH-PILZ-BLUMENKOHL-BRATLING

Zubereitungszeit:	Kochzeit:	Portionen:
15 Minuten	18 Minuten	4

ZUTATEN:

- 1 mittlerer Blumenkohlkopf, in Röschen geschnitten
- 200 g Champignons, in Scheiben geschnitten
- 3 Knoblauchzehen, gehackt
- 2 Esslöffel Olivenöl
- 120ml Hühner- oder Gemüsebrühe
- Salz & Pfeffer, nach Geschmack

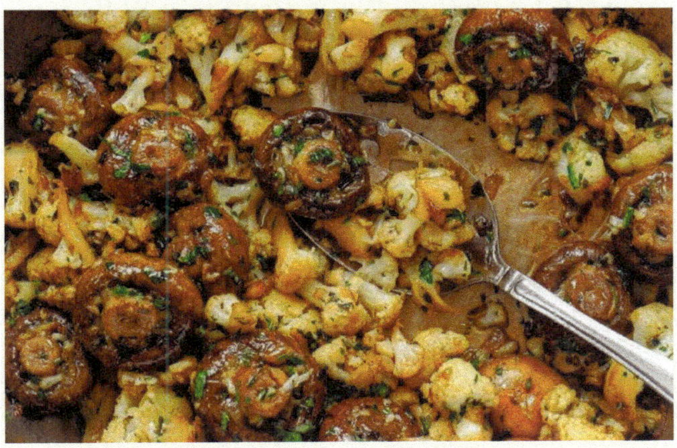

ANWEISUNGEN:

❖ Erhitzen Sie das Olivenöl in Ihrer großen Pfanne bei mittlerer Hitze. Fügen Sie den Knoblauch hinzu und sautieren Sie ihn innerhalb von 1 Minute, bis er duftet.

❖ Fügen Sie die Pilze hinzu und kochen Sie sie unter häufigem Rühren 5 Minuten lang, bis sie weich sind.

❖ Fügen Sie die Blumenkohlröschen hinzu und kochen Sie weitere 5 Minuten unter häufigem Rühren. Gießen Sie die Brühe dazu und würzen Sie mit Salz und Pfeffer. Gut mischen.

❖ Decken Sie die Pfanne ab und kochen Sie den Blumenkohl bei niedriger Hitze 7 bis 10 Minuten, bis er zart ist. Servieren.

NÄHRWERTE (PRO PORTION):

Kalorien 140; Netto-Kohlenhydrate 8 g; Fett 9 g; Eiweiß 6 g

CREMIG GEBRATENE SHRIMPS MIT SPARGEL

Zubereitungszeit:	Kochzeit:	Portionen:
10 Minuten	11 Minuten	4

ZUTATEN:

- 500 g große Garnelen, geschält und entdarmt
- 500 g Spargel, geputzt und in 5cm-Stücke geschnitten
- 2 Esslöffel Olivenöl
- 4 Knoblauchzehen, gehackt
- 1 Becher Schlagsahne
- 120 g geriebener Parmesankäse
- Mit Salz & Pfeffer abschmecken

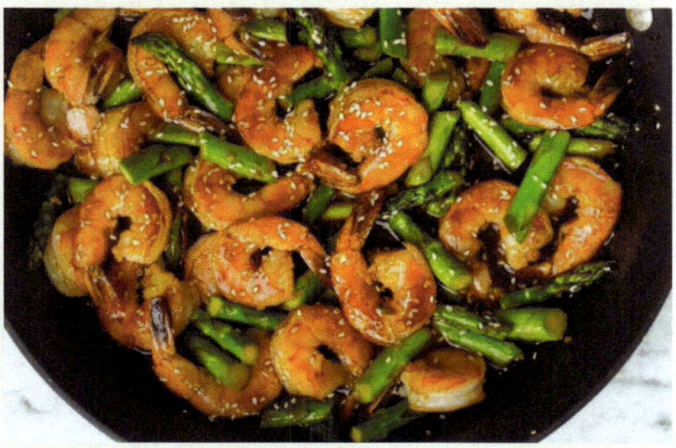

ANWEISUNGEN:

- ❖ Erhitzen Sie das Olivenöl in Ihrer großen Pfanne bei mittlerer bis hoher Hitze. Fügen Sie die Garnelen hinzu und kochen Sie sie auf jeder Seite 2-3 Minuten, bis sie rosa sind. Die Garnelen herausnehmen und beiseitestellen.
- ❖ Geben Sie den Spargel und den Knoblauch in dieselbe Pfanne und braten Sie ihn innerhalb von 5 Minuten an, bis der Spargel zart und knackig ist.
- ❖ Fügen Sie schwere Sahne hinzu und lassen Sie sie köcheln. Kochen Sie die Sauce innerhalb von 2-3 Minuten, damit sie leicht eindickt. Den Parmesankäse unterrühren.
- ❖ Fügen Sie die gekochten Garnelen hinzu und schwenken Sie sie in der Sauce, um sie gleichmäßig mit Salz und Pfeffer zu würzen. Innerhalb von 2 Minuten kochen, bis sie durcherhitzt sind. Servieren.

NÄHRWERTE (PRO PORTION):

Kalorien 439; Netto-Kohlenhydrate 6 g; Fett 32 g; Eiweiß 34 g

MIT KRABBEN GEFÜLLTE PORTOBELLO-PILZE

Zubereitungszeit:	Kochzeit:	Portionen:
15 Minuten	20 Minuten	4

ZUTATEN:

- 4 große Portobello-Pilze, Stiele entfernt & Kiemen abgeschabt
- 200 g klumpiges Krabbenfleisch, abgetropft & gepflückt
- 120 g Frischkäse, erweicht
- 60 g geriebener Parmesankäse
- 60 g gehackte grüne Zwiebel
- 2 Knoblauchzehen, gehackt
- 1 Esslöffel gehackte frische Petersilie
- 1 Esslöffel Zitronensaft
- Mit Salz & Pfeffer abschmecken
- Antihaft-Kochspray

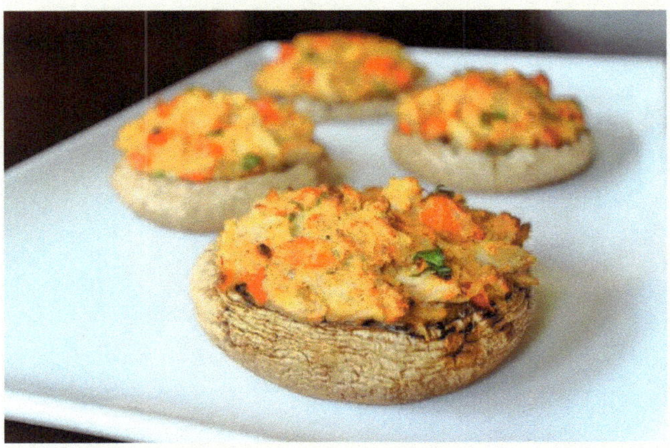

ANWEISUNGEN:

- ❖ Heizen Sie Ihren Ofen auf 190 °C vor. Legen Sie Ihr Backblech mit Pergamentpapier aus und besprühen Sie es leicht mit Antihaft-Kochspray.
- ❖ Vermengen Sie das Krabbenfleisch, den Frischkäse, den Parmesan, die Frühlingszwiebeln, den Knoblauch, die Petersilie, den Zitronensaft, das Salz und den Pfeffer in einer mittelgroßen Schüssel.
- ❖ Verteilen Sie die Krabbenmischung gleichmäßig auf die Pilzköpfe und drücken Sie sie leicht an, damit sie vollständig gefüllt sind.
- ❖ Legen Sie die gefüllten Champignons auf Ihr Backblech und backen Sie sie innerhalb von 20 Minuten, bis die Füllung goldbraun ist. Herausnehmen, abkühlen lassen und dann servieren.

NÄHRWERTE (PRO PORTION):

Kalorien 210; Netto-Kohlenhydrate 6 g; Fett 12 g; Eiweiß 17 g

MEDITERRANER GEBACKENER KABELJAU

Zubereitungszeit:	Kochzeit:	Portionen:
15 Minuten	18 Minuten	4

ZUTATEN:

- 4 Kabeljaufilets, abgetupft
- 2 Esslöffel Olivenöl
- 120 g Kirschtomaten, halbiert
- 60 g Kalamata-Oliven, entkernt & halbiert
- 60 g Kapern, abgetropft
- 60 g gehackte frische Petersilie
- Saft von 1 Zitrone
- Mit Salz & Pfeffer abschmecken

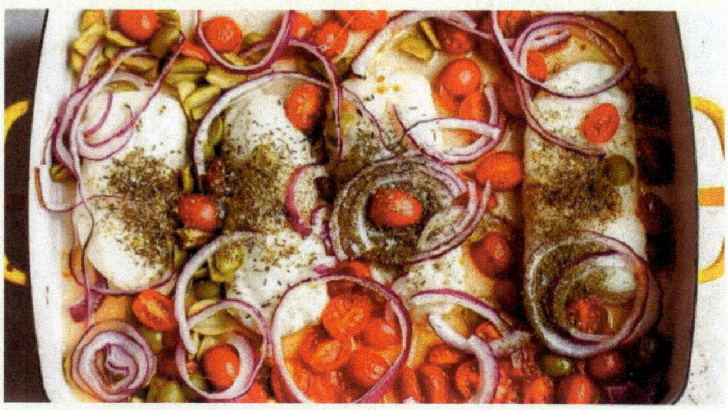

ANWEISUNGEN:

- Heizen Sie Ihren Ofen auf 200 °C vor. Würzen Sie die Kabeljaufilets mit Salz und Pfeffer.
- Legen Sie die Kabeljaufilets in Ihre leicht gefettete Auflaufform.
- Kombinieren Sie die Kirschtomaten, Oliven, Kapern, Zitronensaft, Petersilie und Olivenöl in Ihrer mittelgroßen Schüssel. Gießen Sie die Tomatenmischung über die Kabeljaufilets.
- Backen Sie 18 bis 20 Minuten, bis der Fisch durchgebraten ist. Servieren.

NÄHRWERTE (PRO PORTION):

Kalorien 265; Netto-Kohlenhydrate 3 g; Fett 12 g; Eiweiß 34 g

WEIßFISCH PICCATA

Zubereitungszeit:	Kochzeit:	Portionen:
15 Minuten	15 Minuten	4

ZUTATEN:

- 4 weiße Fischfilets (z. B. Tilapia, Kabeljau oder Heilbutt)
- Mit Salz & Pfeffer abschmecken
- 60 g Mandelmehl
- 2 Esslöffel Olivenöl
- 60ml frischer Zitronensaft
- 120ml Hühnerbrühe
- 2 Esslöffel Kapern, abgetropft
- 3 Knoblauchzehen, gehackt
- 1 Teelöffel Zitronenschale
- 2 Esslöffel gehackte frische Petersilie

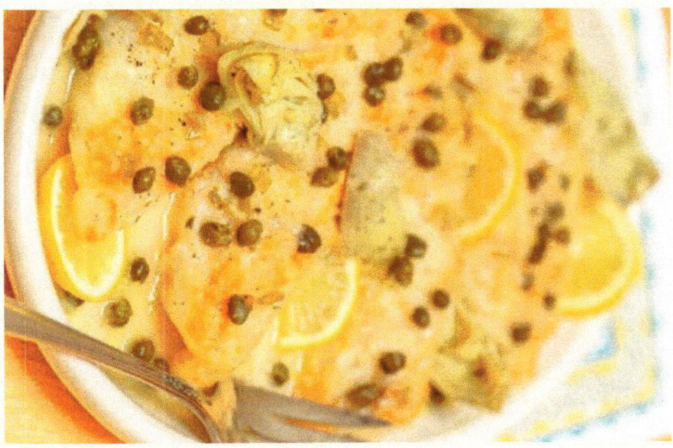

ANWEISUNGEN:

- ❖ Würzen Sie Ihre Fischfilets mit Salz und Pfeffer.
- ❖ Geben Sie das Mandelmehl auf einen flachen Teller und bestäuben Sie jedes Filet mit dem Mehl und schütteln Sie überschüssiges Mehl ab.
- ❖ Erhitzen Sie das Olivenöl in Ihrer großen Pfanne bei mittlerer Hitze. Braten Sie die Fischfilets auf jeder Seite 3 bis 4 Minuten, bis sie gar sind. Entfernen Sie sie und legen Sie sie beiseite.
- ❖ Geben Sie Zitronensaft, Brühe, Kapern und Knoblauch in Ihre Pfanne. Innerhalb von 3 Minuten kochen, bis sie leicht reduziert sind.
- ❖ Fügen Sie die Fischfilets hinzu und erwärmen Sie sie innerhalb von 1 Minute. Vor dem Servieren mit Zitronenschale und Petersilie bestreuen.

NÄHRWERTE (PRO PORTION):

Kalorien 238; Netto-Kohlenhydrate 3 g; Fett 11 g; Eiweiß 31 g

RINDFLEISCH & KRAUT AUFLAUF

Zubereitungszeit:	Kochzeit:	Portionen:
15 Minuten	35 Minuten	6

ZUTATEN:

- 500 g mageres Rinderhackfleisch
- 1 kleiner Kohlkopf, gehackt
- 1 mittelgroße Zwiebel, gewürfelt
- 2 Knoblauchzehen, gehackt
- 240 g geriebener Cheddar-Käse
- 240ml Tomatensauce
- 120 g saure Sahne
- Mit Salz & Pfeffer abschmecken

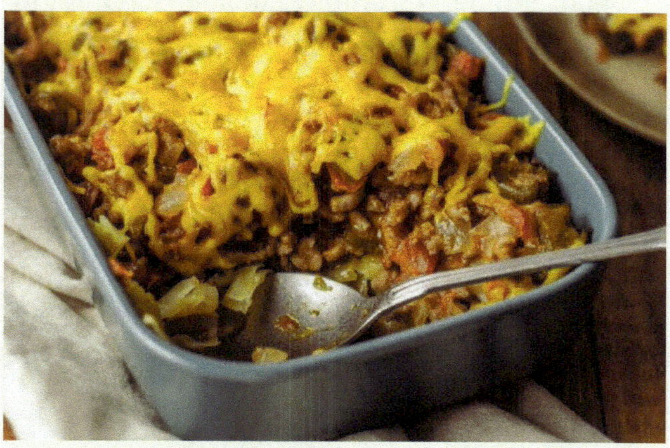

ANWEISUNGEN:

- ❖ Heizen Sie Ihren Ofen auf 170 °C vor.
- ❖ Braten Sie das Rinderhackfleisch mit den Zwiebeln und dem Knoblauch in einer großen Pfanne bei mittlerer Hitze an und würzen Sie es mit Salz und Pfeffer.
- ❖ Kochen Sie das Hackfleisch, bis es nicht mehr rosa ist, und lassen Sie dann das überschüssige Fett abtropfen. Fügen Sie den Kohl hinzu und kochen Sie ihn ein paar Minuten, bis er verwelkt ist.
- ❖ Rühren Sie die Tomatensauce ein und kochen Sie sie innerhalb von 5 Minuten, bis sie durch ist.
- ❖ Mischen Sie in einer separaten Schüssel die saure Sahne und die Hälfte des Cheddarkäses. Geben Sie die Hälfte der Rindfleisch-Kohl-Mischung in Ihre gefettete Auflaufform.
- ❖ Schichten Sie die Sauerrahmmischung gleichmäßig darauf. Geben Sie die restliche Rindfleisch-Kohl-Mischung auf die Sauerrahmschicht. Streuen Sie den restlichen Cheddar-Käse darüber.
- ❖ Backen Sie innerhalb von 25 Minuten, bis der Käse Blasen schlägt. Servieren.

NÄHRWERTE (PRO PORTION):

Kalorien: 270; Netto-Kohlenhydrate: 8 g; Fett: 15 g; Eiweiß: 20 g

GEFÜLLTE GEGRILLTE ZUCCHINI-SCHIFFCHEN MIT THUNFISCH

Zubereitungszeit:	Kochzeit:	Portionen:
15 Minuten	15 Minuten	4

ZUTATEN:

- 2 große Zucchini, der Länge nach halbiert, Kerne und etwas Fruchtfleisch herausschaben
- 1 Dose Thunfisch, abgetropft & geschuppt
- 60 g Mayonnaise
- 60 g geriebener Parmesankäse
- 2 Esslöffel gehackte frische Petersilie
- 1 Esslöffel Zitronensaft
- 1 Teelöffel gehackter Knoblauch
- Mit Salz & Pfeffer abschmecken
- Olivenöl zum Einpinseln

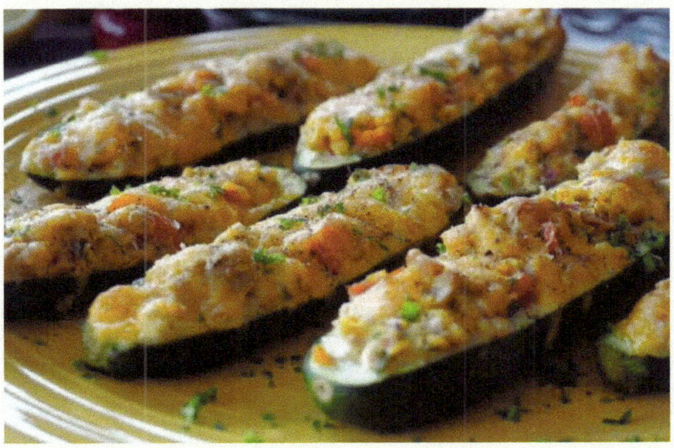

ANWEISUNGEN:

- ❖ Heizen Sie Ihren Grill auf mittlere Hitze vor.
- ❖ Vermengen Sie den Thunfisch, die Mayonnaise, den Parmesan, die Petersilie, den Zitronensaft, den gehackten Knoblauch, das Salz und den Pfeffer in Ihrer Schüssel.
- ❖ Füllen Sie jedes Zucchiniboot mit der Thunfischmischung. Bestreichen Sie die Außenseite der Zucchinischiffchen mit Olivenöl.
- ❖ Legen Sie die gefüllten Zucchinischiffchen auf Ihren Grill und garen Sie sie innerhalb von 15-20 Minuten, bis die Zucchini weich sind. Servieren.

NÄHRWERTE (PRO PORTION):

Kalorien: 220; Netto-Kohlenhydrate: 5 g; Fett: 16 g; Eiweiß: 13 g

GEGRILLTE LAMMKOTELETTS MIT MAROKKANISCHEN GEWÜRZEN

Zubereitungszeit:	Kochzeit:	Portionen:
20 Minuten	10 Minuten	4

ZUTATEN:

- 8 Lammkoteletts
- 3 Esslöffel Olivenöl
- 1 Esslöffel Paprika
- 1 Esslöffel gemahlener Kreuzkümmel
- 1 Esslöffel gemahlener Koriander
- 1 Esslöffel gemahlener Ingwer
- 2 Teelöffel Knoblauchpulver
- 1 Teelöffel Zimt
- 1/2 Teelöffel Cayennepfeffer
- Mit Salz & Pfeffer abschmecken

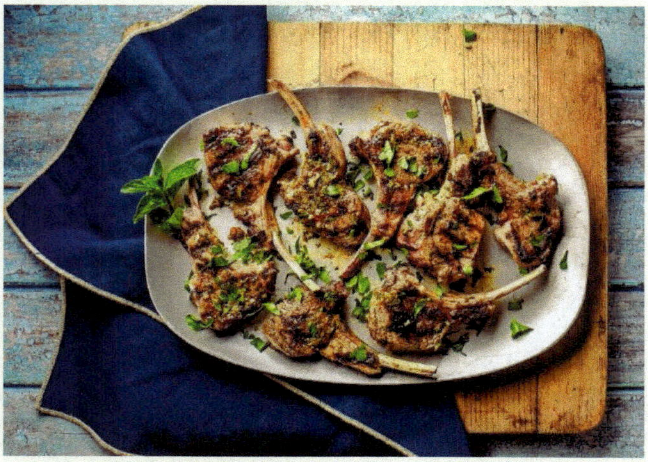

ANWEISUNGEN:

- ❖ Mischen Sie Paprika, Kreuzkümmel, Koriander, Ingwer, Knoblauchpulver, Zimt, Cayennepfeffer, Salz und Pfeffer in Ihrer kleinen Schüssel.
- ❖ Jedes Lammkotelett mit Olivenöl einreiben und gleichmäßig mit der Gewürzmischung bestreichen.
- ❖ Erhitzen Sie Ihren Grill auf mittlere bis hohe Hitze. Grillen Sie die Lammkoteletts innerhalb von 4 bis 5 Minuten pro Seite medium rare.
- ❖ Nehmen Sie die Lammkoteletts heraus und lassen Sie sie vor dem Servieren ein paar Minuten ruhen.

NÄHRWERTE (PRO PORTION):

Kalorien: 410; Netto-Kohlenhydrate: 2 g; Fett: 32 g; Eiweiß: 27 g

MIT KURKUMA MARINIERTE HÜHNERKEULEN

Zubereitungszeit:	Kochzeit:	Portionen:
15 Minuten	45 Minuten	4

ZUTATEN:

- 8 Hühnerkeulen
- 60ml Olivenöl
- Saft von 1 Zitrone
- 2 Knoblauchzehen, gehackt
- 1 Esslöffel gemahlener Kurkuma
- 1 Teelöffel Paprika
- 1/2 Teelöffel gemahlener Kreuzkümmel
- Mit Salz & Pfeffer abschmecken

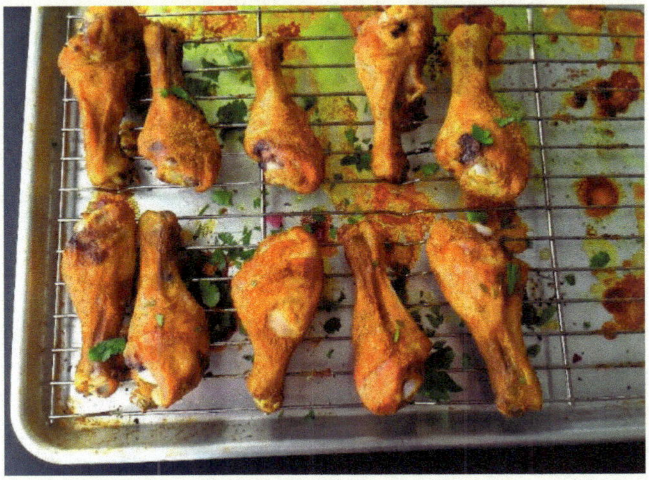

ANWEISUNGEN:

❖ Verquirlen Sie Olivenöl, Zitronensaft, Knoblauch, Kurkuma, Paprika, Kreuzkümmel, Salz und Pfeffer in einer großen Schüssel, um die Marinade herzustellen.

❖ Fügen Sie die Hähnchenkeulen hinzu und schwenken Sie sie, bis sie bedeckt sind. Abdecken und innerhalb von 30 Minuten in den Kühlschrank stellen.

❖ Heizen Sie Ihren Ofen auf 190 °C vor. Legen Sie Ihr Backblech mit Pergamentpapier aus. Legen Sie die marinierten Hühnerkeulen auf Ihr Backblech.

❖ Backen Sie innerhalb von 45 Minuten, bis das Huhn durchgebraten ist. Herausnehmen, abkühlen lassen und dann servieren.

NÄHRWERTE (PRO PORTION):

Kalorien: 350; Netto-Kohlenhydrate: 2 g; Fett: 22 g; Eiweiß: 30 g

GEBRATENE JAKOBSMUSCHELN & BLUMENKOHL-RISOTTO

Zubereitungszeit:	Kochzeit:	Portionen:
20 Minuten	30 Minuten	4

ZUTATEN:

- 12 große Jakobsmuscheln, abgetupft
- 1 großer Kopf Blumenkohl, püriert zu einer reisartigen Konsistenz
- 1 kleine Zwiebel, fein gehackt
- 2 Knoblauchzehen, gehackt
- 120ml Hühnerbrühe
- 60 g geriebener Parmesankäse
- 2 Esslöffel Butter, geteilt
- 1 Esslöffel Olivenöl
- Mit Salz & Pfeffer abschmecken

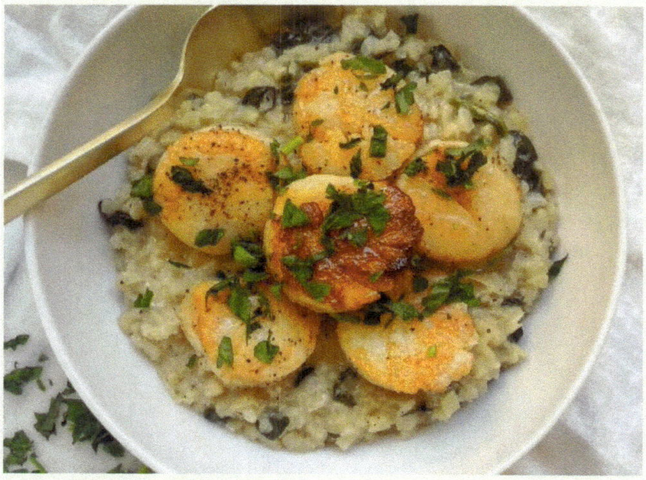

ANWEISUNGEN:

- Die Jakobsmuscheln mit Salz und Pfeffer würzen und beiseitestellen.
- Lassen Sie in Ihrer großen Pfanne einen Esslöffel Butter bei mittlerer Hitze zergehen. Fügen Sie die Zwiebel hinzu und kochen Sie sie innerhalb von 5 Minuten, bis sie weich ist. Fügen Sie den Knoblauch hinzu und kochen Sie ihn eine weitere Minute.
- Rühren Sie den Blumenkohlreis und die Brühe ein. Kochen Sie den Blumenkohl innerhalb von 10 Minuten bei mittlerer Hitze, bis er weich ist.
- Erhitzen Sie das Olivenöl in einer separaten Pfanne bei mittlerer bis hoher Hitze. Fügen Sie die gewürzten Jakobsmuscheln hinzu und braten Sie sie innerhalb von 2 Minuten auf jeder Seite, bis sie goldbraun sind. Herausnehmen und warm halten.
- Sobald der Blumenkohl gekocht ist, die restliche Butter und den Parmesan unterrühren - mit Salz und Pfeffer würzen.
- Verteilen Sie das Blumenkohlrisotto auf vier Tellern, geben Sie die gebratenen Jakobsmuscheln darauf und servieren Sie es.

NÄHRWERTE (PRO PORTION):

Kalorien 325; Netto-Kohlenhydrate 10 g; Fett 19 g; Eiweiß 25 g;

SHRIMP KOKOSNUSS CURRY

Zubereitungszeit:	Kochzeit:	Portionen:
15 Minuten	25 Minuten	4

ZUTATEN:

- 500 g große Garnelen, geschält und entdarmt
- 1 Esslöffel Kokosnussöl
- 1 mittelgroße Zwiebel, fein gewürfelt
- 2 Knoblauchzehen, gehackt
- 1 Esslöffel frischer Ingwer, gehackt
- 1 Esslöffel Currypulver
- 1/2 Teelöffel Kurkuma
- 1/2 Teelöffel Paprika
- 1/4 Teelöffel Cayennepfeffer (optional)
- 1 Dose vollfette Kokosnussmilch
- 240 g Kirschtomaten, halbiert
- Mit Salz & Pfeffer abschmecken

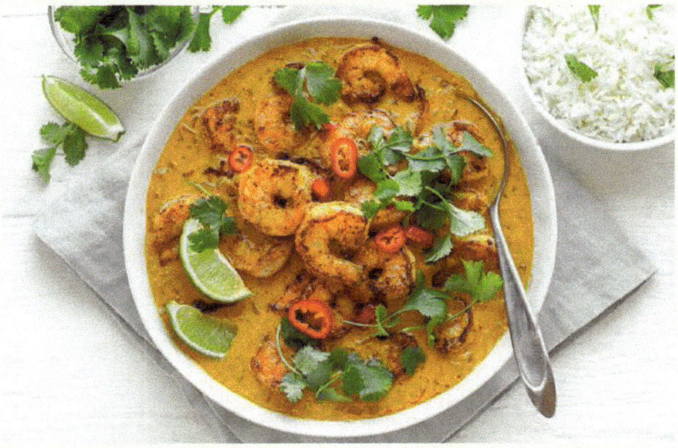

ANWEISUNGEN:

- Erhitzen Sie das Kokosnussöl in Ihrer großen Pfanne bei mittlerer Hitze. Fügen Sie die Zwiebel hinzu und sautieren Sie sie innerhalb von 5 Minuten, bis sie glasig ist.
- Fügen Sie den Knoblauch und den Ingwer hinzu und kochen Sie eine weitere Minute. Rühren Sie das Currypulver, Kurkuma, Paprika und Cayennepfeffer (falls verwendet) unter, bis alles gut vermischt ist.
- Gießen Sie die Kokosnussmilch hinzu und lassen Sie sie köcheln.
- Fügen Sie die Garnelen hinzu, würzen Sie sie mit Salz und Pfeffer, decken Sie sie ab und kochen Sie sie innerhalb von 5 Minuten, bis die Garnelen durchgebraten sind.
- Die Kirschtomaten unterrühren und weitere 2 Minuten kochen, damit sie etwas weicher werden. Servieren.

NÄHRWERTE (PRO PORTION):

Kalorien 311; Netto-Kohlenhydrate 6 g; Fett 21 g; Eiweiß 23 g

KOHLENHYDRATARME TOSKANISCHE SUPPE

Zubereitungszeit:	Kochzeit:	Portionen:
15 Minuten	30 Minuten	4

ZUTATEN:

- 1 Esslöffel Olivenöl
- 1 mittelgroße Zwiebel, gewürfelt
- 2 Knoblauchzehen, gehackt
- 500 g gewolfte Wurst
- 1L Hühnerbrühe
- 1 Teelöffel italienisches Gewürz
- 120 g sonnengetrocknete Tomaten, gewürfelt
- 1 kleiner Blumenkohlkopf, gehackt
- 500 g frischer Spinat, zerkleinert
- Salz & Pfeffer, nach Geschmack

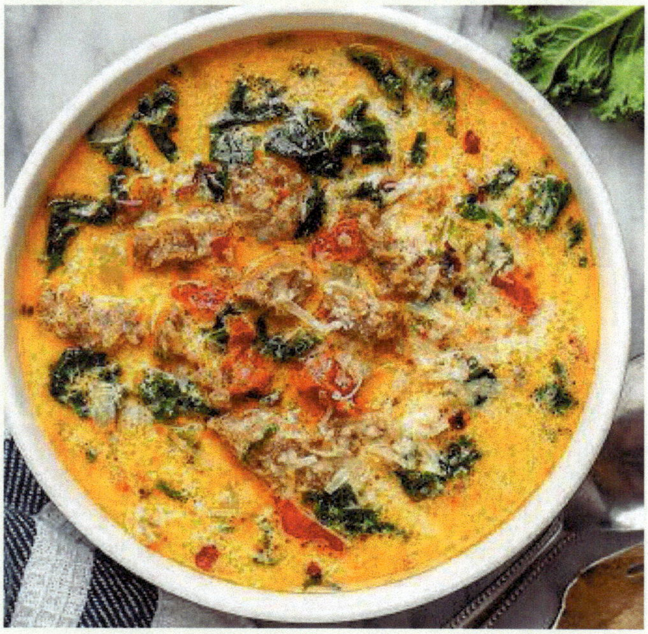

ANWEISUNGEN:

- Erhitzen Sie das Olivenöl in Ihrem großen Topf mit schwerem Boden bei mittlerer Hitze. Fügen Sie die Zwiebel hinzu und kochen Sie sie innerhalb von 5 Minuten, bis sie glasig ist.
- Fügen Sie den Knoblauch hinzu und kochen Sie ihn eine weitere Minute. Fügen Sie die Wurst hinzu und kochen Sie sie, bis sie gebräunt ist, und brechen Sie sie auseinander.
- Rühren Sie die Brühe, die italienischen Gewürze, die Tomaten und den Blumenkohl ein. Lassen Sie es aufkochen, schalten Sie auf niedrige Hitze und köcheln Sie innerhalb von 20 Minuten, bis der Blumenkohl weich ist.
- Rühren Sie den Spinat ein und kochen Sie ihn 3-4 Minuten lang, bis er verwelkt ist - würzen Sie mit Salz und Pfeffer. Servieren.

NÄHRWERTE (PRO PORTION):

Kalorien 338; Netto-Kohlenhydrate 8 g; Fett 24 g; Eiweiß 18 g

HÄHNCHEN MIT SONNENGETROCKNETEN TOMATEN UND PESTOAUFLAUF

Zubereitungszeit:	Kochzeit:	Portionen:
15 Minuten	30 Minuten	4

ZUTATEN:

- 4 Hühnerbrüste ohne Knochen und ohne Haut
- 120 g Pesto aus sonnengetrockneten Tomaten
- 240 g Kirschtomaten, halbiert
- 120 g zerkleinerter Mozzarella-Käse
- 60 g geriebener Parmesankäse
- 60 g frische Basilikumblätter, gehackt
- Mit Salz & Pfeffer abschmecken
- Olivenöl zum Einpinseln

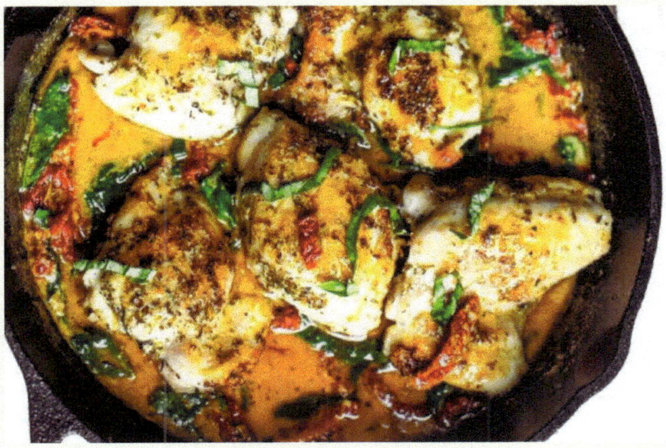

ANWEISUNGEN:

- ❖ Heizen Sie Ihren Ofen auf 200 °C vor. Fetten Sie Ihre Auflaufform leicht mit Olivenöl ein.
- ❖ Würzen Sie die Hähnchenbrüste mit Salz und Pfeffer. Legen Sie die Hähnchenbrüste in Ihre Auflaufform.
- ❖ Verteilen Sie etwas Pesto aus sonnengetrockneten Tomaten auf jeder Hähnchenbrust. Streuen Sie die halbierten Kirschtomaten um das Hähnchen herum.
- ❖ Streuen Sie den Mozzarella und den Parmesankäse gleichmäßig darüber. Backen Sie 25-30 Minuten, bis das Huhn durchgebraten ist. Servieren.

NÄHRWERTE (PRO PORTION):

Kalorien: 370; Netto-Kohlenhydrate: 8 g; Fett: 18 g; Eiweiß: 45 g

SCHELLFISCHFILET MIT ZITRONENBUTTER

Zubereitungszeit:	Kochzeit:	Portionen:
10 Minuten	12 Minuten	4

ZUTATEN:

- 4 Schellfischfilets, abgetupft
- 2 Esslöffel Olivenöl
- Mit Salz & Pfeffer abschmecken
- 60 g ungesalzene Butter, geschmolzen
- Saft von 1 Zitrone
- Schale von 1 Zitrone
- 2 Knoblauchzehen, gehackt
- 60 g frische Petersilie, gehackt

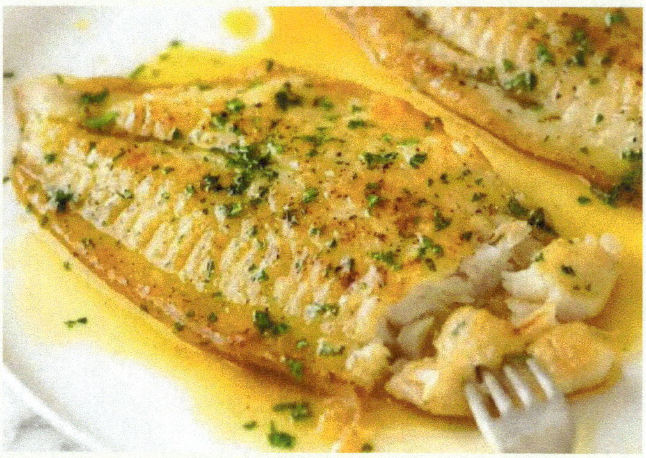

ANWEISUNGEN:

- ❖ Heizen Sie Ihren Ofen auf 200 °C vor. Legen Sie Ihr Backblech mit Pergamentpapier aus.
- ❖ Würzen Sie die Schellfischfilets mit Salz und Pfeffer.
- ❖ Vermengen Sie die Butter, den Zitronensaft, die Schale und den Knoblauch in Ihrer kleinen Schüssel.
- ❖ Legen Sie die Schellfischfilets auf Ihr Backblech. Beträufeln Sie die Zitronenbuttermischung gleichmäßig über jedes Filet.
- ❖ Backen Sie den Fisch innerhalb von 12-15 Minuten, bis er leicht abblättert. Servieren.

NÄHRWERTE (PRO PORTION):

Kalorien 285; Netto-Kohlenhydrate 1 g; Fett 16 g; Eiweiß 33 g

ROSMARIN-KNOBLAUCH-SCHWEINEKOTELETTS

Zubereitungszeit:	Kochzeit:	Portionen:
10 Minuten	20 Minuten	4

ZUTATEN:

- 4 (etwa 2 cm dicke) Schweinekoteletts mit Knochen
- 2 Esslöffel Olivenöl
- 3 Knoblauchzehen, gehackt
- 2 Esslöffel frischer Rosmarin, gehackt
- 1 Teelöffel Salz
- 1/2 Teelöffel schwarzer Pfeffer
- 1 Esslöffel Butter

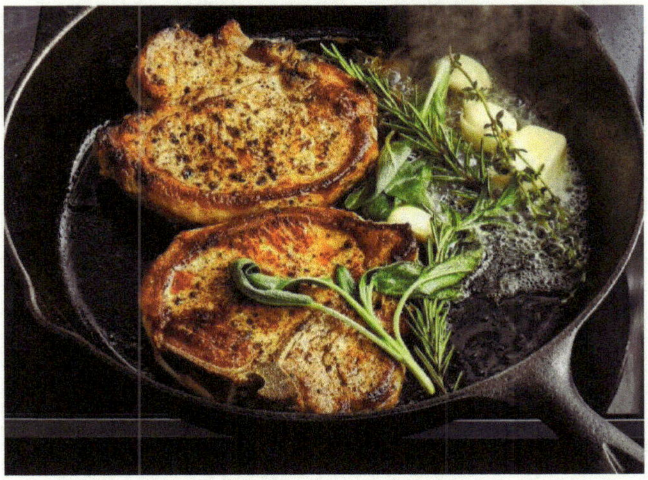

ANWEISUNGEN:

- ❖ Mischen Sie den Knoblauch, den Rosmarin, das Salz und den schwarzen Pfeffer in Ihrer kleinen Schüssel. Reiben Sie die Schweinekoteletts gleichmäßig mit der Knoblauch-Rosmarin-Mischung auf beiden Seiten ein.
- ❖ Erhitzen Sie das Olivenöl in Ihrer großen Pfanne bei mittlerer bis hoher Hitze.
- ❖ Legen Sie die gewürzten Schweinekoteletts vorsichtig in die Pfanne und braten Sie sie in 4 bis 5 Minuten pro Seite goldbraun.
- ❖ Stellen Sie die Hitze auf niedrig und geben Sie die Butter in die Pfanne.
- ❖ Braten Sie die Schweinekoteletts innerhalb von 10 Minuten weiter, wenden Sie sie dabei häufig und begießen Sie sie mit der gewürzten Butter in der Pfanne, bis sie durchgebraten sind.
- ❖ Nehmen Sie sie nach dem Kochen heraus und lassen Sie sie vor dem Servieren einige Minuten ruhen.

NÄHRWERTE (PRO PORTION):

Kalorien 350; Netto-Kohlenhydrate 2 g; Fett 20 g; Eiweiß 40 g;

FAJITA-HÜHNERBRUST-AUFLAUF

Zubereitungszeit:	Kochzeit:	Portionen:
15 Minuten	30 Minuten	4

ZUTATEN:

- 4 Hühnerbrüste ohne Knochen und ohne Haut
- 2 Paprikaschoten (rot und gelb), in dünne Scheiben geschnitten
- 1 mittelgroße Zwiebel, in dünne Scheiben geschnitten
- 240 g Cheddar-Käse, zerkleinert
- 240 g Monterey Jack Käse, geraspelt
- 1 Esslöffel Olivenöl
- 1/2 Teelöffel Knoblauchpulver
- 1/2 Teelöffel Chilipulver
- 1/2 Teelöffel Paprika
- 1/4 Teelöffel Cayennepfeffer
- Salz & Pfeffer, nach Geschmack

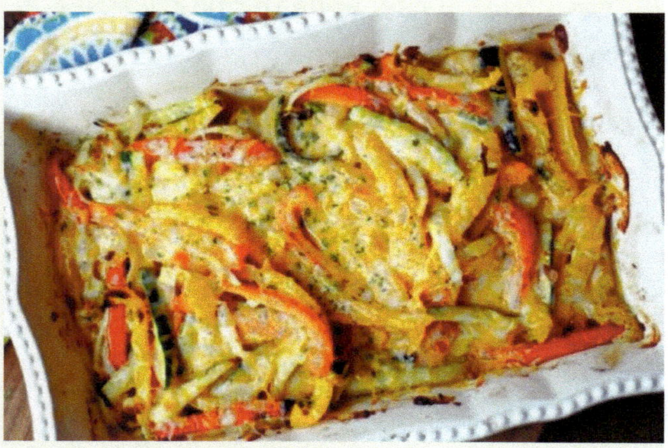

ANWEISUNGEN:

- ❖ Heizen Sie Ihren Ofen auf 190 °C vor. Fetten Sie Ihre Auflaufform leicht ein.
- ❖ Mischen Sie das Knoblauchpulver, das Chilipulver, das Paprikapulver, den Cayennepfeffer, das Salz und den schwarzen Pfeffer in Ihrer kleinen Schüssel. Beiseitestellen.
- ❖ Erhitzen Sie in Ihrer großen Pfanne das Olivenöl bei mittlerer bis hoher Hitze. Fügen Sie die Paprika und die Zwiebel hinzu und kochen Sie sie innerhalb von 5 Minuten, bis sie weich sind.
- ❖ Legen Sie die Hähnchenbrüste in eine gefettete Auflaufform. Würzen Sie das Huhn mit Ihrer Gewürzmischung. Jede Hähnchenbrust mit gekochtem Gemüse belegen.
- ❖ Mischen Sie den Cheddar und den Monterey Jack Käse in Ihrer Schüssel. Verteilen Sie die Käsemischung gleichmäßig über das Hähnchen und das Gemüse.
- ❖ Backen Sie innerhalb von 25 Minuten, bis das Huhn gar ist. Für einen knusprigen Belag 2-3 Minuten grillen, falls gewünscht.
- ❖ Herausnehmen und vor dem Servieren ein paar Minuten ruhen lassen.

NÄHRWERTE (PRO PORTION):

Kalorien 350; Netto-Kohlenhydrate 6 g; Fett 18 g; Eiweiß 40 g

CHAPTER 6

SNACKREZEPTE

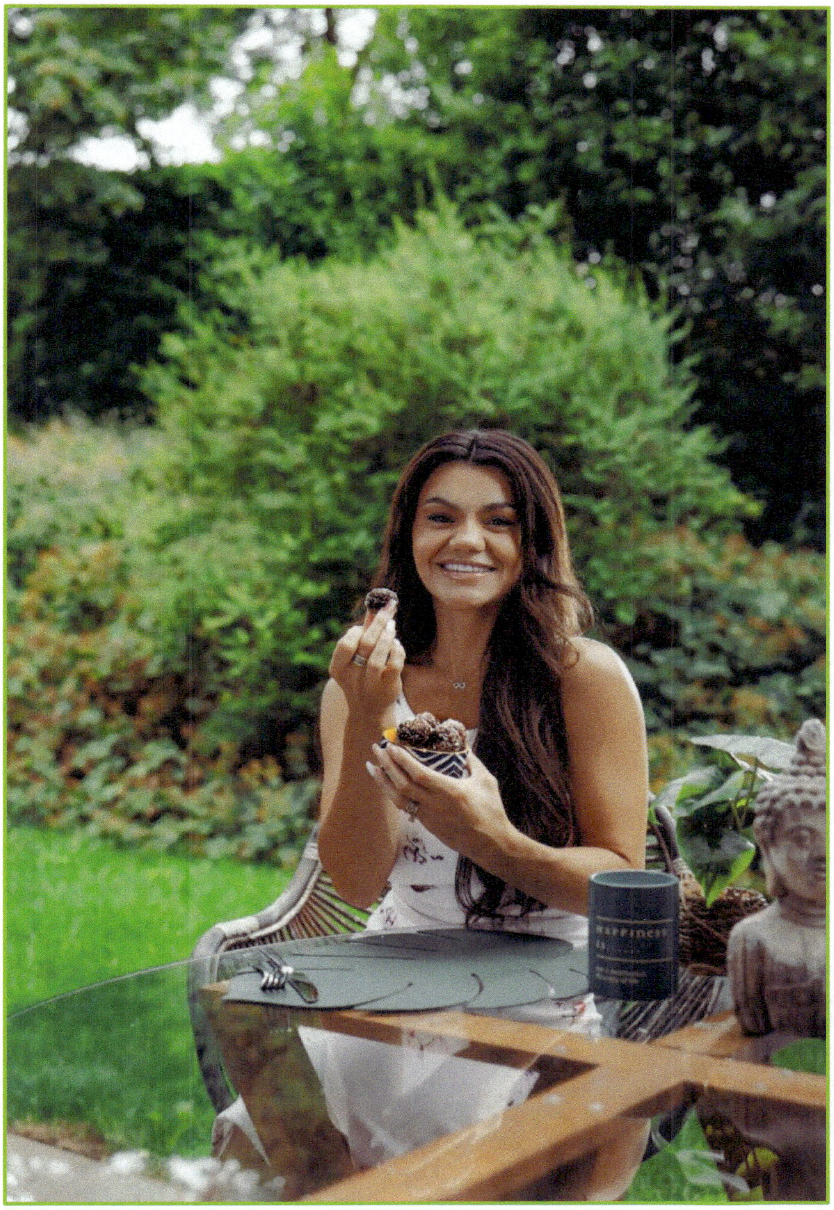

SELLERIESTANGEN MIT MANDELBUTTER

Zubereitungszeit:	Kochzeit:	Portionen:
10 Minuten	0 Minuten	2

ZUTATEN:

- 4 große Stangen Staudensellerie, in 8cm-Stücke geschnitten
- 4 Esslöffel Mandelbutter
- 2 Esslöffel ungesüßte Kokosraspeln (optional)
- 1 Esslöffel Chiasamen (optional)

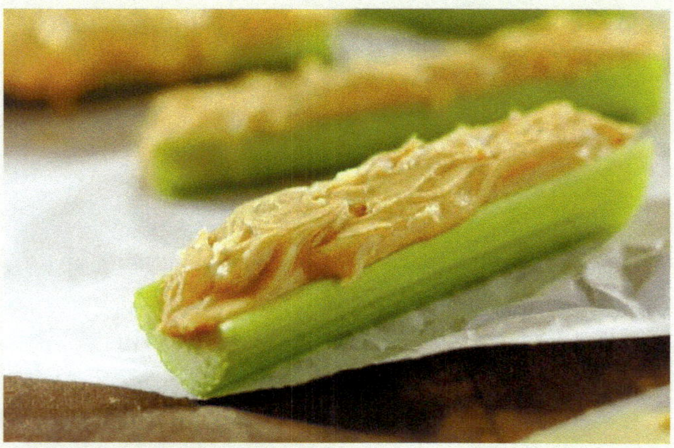

ANWEISUNGEN:

- ❖ Bestreichen Sie jede Selleriestange mit 1 Esslöffel Mandelbutter. Falls gewünscht, streuen Sie Kokosraspeln und Chiasamen darüber.
- ❖ Richten Sie die gefüllten Selleriestangen auf Ihrem Teller an und servieren Sie sie.

NÄHRWERTE (PRO PORTION):

Kalorien: 210; Netto-Kohlenhydrate: 6 g; Fett: 17 g; Eiweiß: 6 g

GRIECHISCHE SALATSPIEßE

Zubereitungszeit:	Kochzeit:	Portionen:
15 Minuten	0 Minuten	6

ZUTATEN:

- 24 Kirschtomaten
- 1 Salatgurke, in Würfel geschnitten
- 1/2 rote Zwiebel, in kleine Stücke geschnitten
- 1 grüne Paprika, in Würfel geschnitten
- 240 g Feta-Käse, gewürfelt
- 12 entsteinte Kalamata-Oliven

Für das Dressing:

- 60ml Olivenöl
- 2 Esslöffel Rotweinessig
- 1 Teelöffel getrockneter Oregano
- Mit Salz & Pfeffer abschmecken

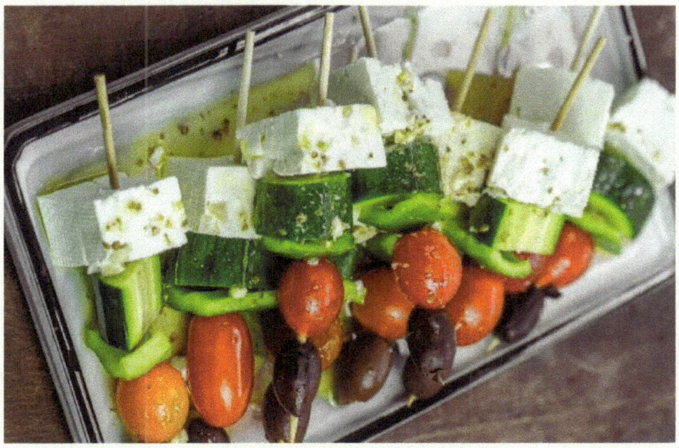

ANWEISUNGEN:

- ❖ Stecken Sie abwechselnd Kirschtomaten, Gurkenstücke, rote Zwiebelstücke, grüne Paprikastücke, Fetakäsewürfel und Kalamata-Oliven auf Ihre Holzspieße.
- ❖ Verquirlen Sie Olivenöl, Essig, Oregano, Salz und Pfeffer in Ihrer kleinen Schüssel.
- ❖ Legen Sie die fertigen Spieße auf Ihre Servierplatte und beträufeln Sie sie mit dem Dressing. Servieren.

NÄHRWERTE (PRO PORTION):

Kalorien: 184; Netto-Kohlenhydrate: 5 g; Fett: 15 g; Eiweiß: 5 g

RÄUCHERLACHSRÖLLCHEN

Zubereitungszeit:	Kochzeit:	Portionen:
15 Minuten	0 Minuten	4

ZUTATEN:

- 200 g Räucherlachs
- 120 g Frischkäse, erweicht
- 1 kleine Salatgurke, in dünne Scheiben geschnitten
- 1/2 kleine rote Zwiebel, in dünne Scheiben geschnitten
- 2 Esslöffel Kapern, abgetropft
- 60 g frischer Dill, gehackt
- Saft einer halben Zitrone
- Mit Salz & Pfeffer abschmecken

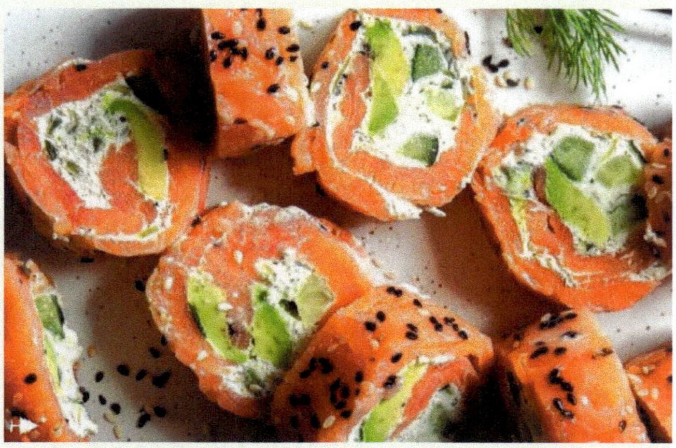

ANWEISUNGEN:

- Verrühren Sie in einer kleinen Schüssel den weichen Frischkäse mit Zitronensaft, Salz und Pfeffer nach Geschmack.
- Legen Sie zwei Schichten Räucherlachs auf Ihre flache Oberfläche. Verteilen Sie etwas Frischkäsemischung auf dem Lachs.
- Schichten Sie die Gurkenscheiben und die roten Zwiebeln über den Frischkäse. Streuen Sie Kapern und frischen Dill darüber.
- Rollen Sie den geräucherten Lachs vorsichtig fest auf. Wiederholen Sie die Schritte für alle Räucherlachsrollen.
- Stellen Sie die Brötchen innerhalb von 10 Minuten kalt, damit sie fest werden. Nehmen Sie jede Rolle heraus und schneiden Sie sie in mundgerechte Stücke. Servieren.

NÄHRWERTE (PRO PORTION):

Kalorien 200; Netto-Kohlenhydrate 3 g; Fett 14 g; Eiweiß 15 g

LOW-CARB PIZZA CHAFFLES

Zubereitungszeit:	Kochzeit:	Portionen:
10 Minuten	15 Minuten	4

ZUTATEN:

- 240 g zerkleinerter Mozzarella-Käse
- 2 große Eier
- 60 g Mandelmehl
- 1 Teelöffel Backpulver
- 1/2 Teelöffel italienisches Gewürz
- 1/2 Teelöffel Knoblauchpulver
- Eine Prise Salz

Für die Toppings:

- 80ml zuckerfreie Pizzasauce
- 240 g zerkleinerter Mozzarella-Käse
- 80 g Peperoni (optional)

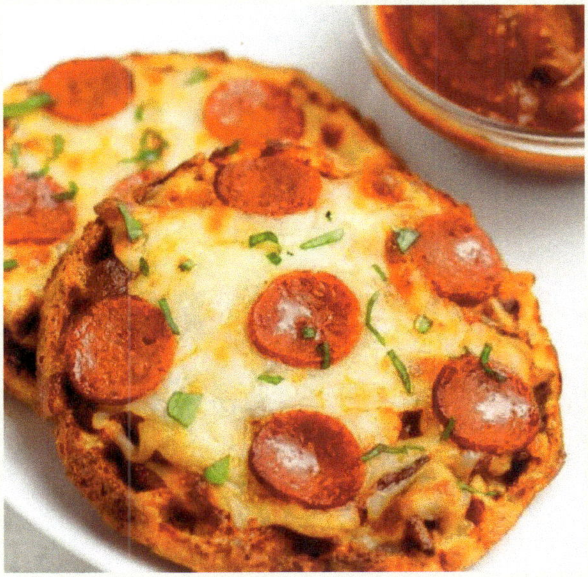

ANWEISUNGEN:

- ❖ Heizen Sie Ihr Waffeleisen vor.
- ❖ Mischen Sie in einer mittelgroßen Schüssel den Mozzarella, die Eier, das Mandelmehl, das Backpulver, die italienischen Gewürze, das Knoblauchpulver und das Salz, bis alles glatt ist.
- ❖ Geben Sie ein Viertel des Teigs in Ihr Waffeleisen und backen Sie die Waffeln innerhalb von 4 Minuten, bis sie goldbraun sind. Wiederholen Sie den Vorgang mit dem restlichen Teig. Heizen Sie Ihren Ofen auf 200 °C vor.
- ❖ Legen Sie die gekochten Hähnchen auf ein mit Pergamentpapier ausgelegtes Backblech.
- ❖ Verteilen Sie die zuckerfreie Pizzasauce über jedes Fladenbrot. Bestreuen Sie sie mit Mozzarella-Käse und Peperoni, falls gewünscht.
- ❖ Backen Sie sie innerhalb von 6-7 Minuten, bis der Käse geschmolzen und sprudelnd ist. Servieren.

NÄHRWERTE (PRO PORTION):

Kalorien: 251; Netto-Kohlenhydrate: 5 g; Fett: 19 g; Eiweiß: 20 g

AVOCADO TEUFELS-EIER

Zubereitungszeit:	**Kochzeit:**	**Portionen:**
15 Minuten	15 Minuten	6

ZUTATEN:

- 12 große Eier, hartgekocht, geschält & halbiert
- 1 reife Avocado, halbiert und entkernt
- 60 g Mayonnaise
- 1 Esslöffel Dijon-Senf
- 1 Teelöffel Limettensaft
- Mit Salz & Pfeffer abschmecken

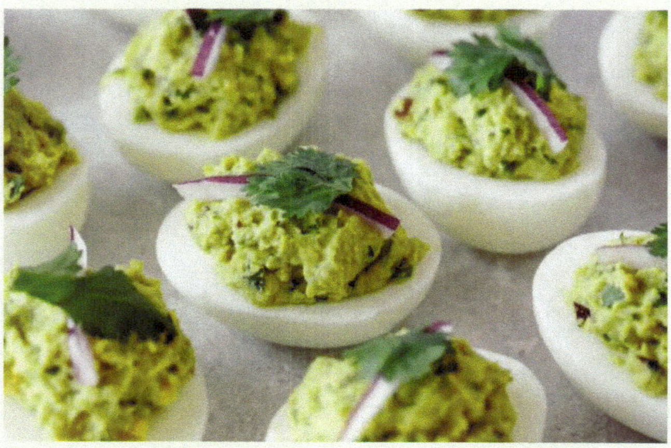

ANWEISUNGEN:

- ❖ Entfernen Sie die Eigelbe von jeder Eihälfte und geben Sie sie in Ihre Schüssel. Legen Sie das Eiweiß auf einer Servierplatte beiseite.
- ❖ Schöpfen Sie das Avocadofleisch in die Schüssel mit den Eigelben. Fügen Sie Mayonnaise, Dijon-Senf und Limettensaft hinzu und mixen Sie, bis alles glatt ist - würzen Sie mit Salz und Pfeffer.
- ❖ Füllen Sie jede Eiweißhälfte mit der Avocadomischung. Servieren.

NÄHRWERTE (PRO PORTION):

Kalorien: 280; Netto-Kohlenhydrate: 3 g; Fett: 23 g; Eiweiß: 13 g

MIX AUS GEWÜRZTEN NÜSSEN

Zubereitungszeit:	Kochzeit:	Portionen:
10 Minuten	25 Minuten	8

ZUTATEN:

- 500 g gemischte Nüsse (Mandeln, Pekannüsse, Walnüsse und Paranüsse)
- 60ml Kokosnussöl, geschmolzen
- 1 Esslöffel Paprika
- 1 Teelöffel Knoblauchpulver
- 1 Teelöffel gemahlener Kreuzkümmel
- 1/2 Teelöffel Cayennepfeffer
- Salz nach Geschmack

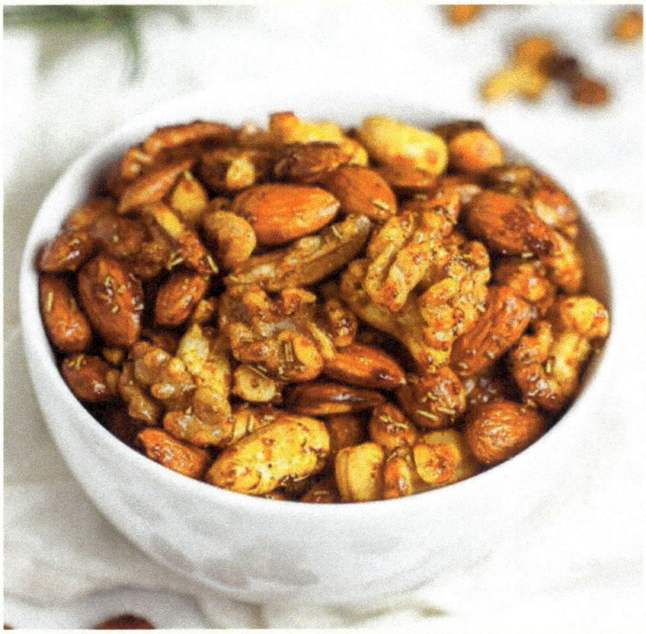

ANWEISUNGEN:

- Heizen Sie Ihren Ofen auf 150 °C vor. Legen Sie Ihr Backblech mit Pergamentpapier aus.
- Vermischen Sie die gemischten Nüsse, das Kokosnussöl, Paprika, Knoblauchpulver, Kreuzkümmel, Cayennepfeffer und Salz in einer großen Schüssel. Gut durchschwenken.
- Verteilen Sie die Nussmischung auf Ihrem Backblech. Backen Sie innerhalb von 25 Minuten, bis die Nüsse goldbraun sind, und rühren Sie dabei häufig um.
- Nehmen Sie sie heraus und lassen Sie sie auf Ihrem Backblech abkühlen. Servieren.

NÄHRWERTE (PRO PORTION):

Kalorien: 310; Netto-Kohlenhydrate: 6 g; Fett: 30 g; Eiweiß: 7 g

KÄSECHIPS MIT KRÄUTERN

Zubereitungszeit:	Kochzeit:	Portionen:
5 Minuten	5-7 Minuten	4

ZUTATEN:

- 240 g geriebener Cheddar-Käse
- 1 Teelöffel gemischte Kräuter (wie Rosmarin, Thymian und Oregano)
- 1/2 Teelöffel Knoblauchpulver
- 1/2 Teelöffel Zwiebelpulver
- Mit Salz & Pfeffer abschmecken

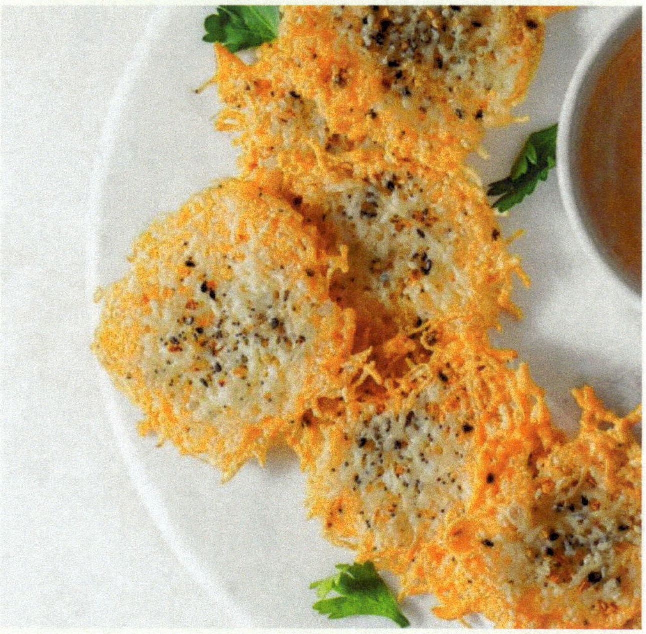

ANWEISUNGEN:

- ❖ Heizen Sie Ihren Ofen auf 200 °C vor. Legen Sie Ihr Backblech mit Pergamentpapier aus.
- ❖ Vermengen Sie den Cheddar-Käse, die gemischten Kräuter, das Knoblauchpulver, das Zwiebelpulver, das Salz und den Pfeffer in einer mittelgroßen Schüssel.
- ❖ Geben Sie kleine Häufchen der Käsemischung auf Ihr Backblech. Jeden Hügel leicht abflachen.
- ❖ Backen Sie sie innerhalb von 5-7 Minuten, bis sie knusprig sind. Nehmen Sie sie heraus und lassen Sie sie auf Ihrem Backblech abkühlen. Servieren.

NÄHRWERTE (PRO PORTION):

Kalorien 125; Netto-Kohlenhydrate 2 g; Fett 11 g; Eiweiß 8 g

CAPRESE SALAT HÄPPCHEN

Zubereitungszeit:	Kochzeit:	Portionen:
15 Minuten	0 Minuten	4

ZUTATEN:

- 16 Kirschtomaten
- 16 kleine frische Mozzarella-Kugeln (Bocconcini)
- 16 frische Basilikumblätter
- 2 Esslöffel Olivenöl
- 1 Esslöffel Balsamico-Essig
- Mit Salz & Pfeffer abschmecken

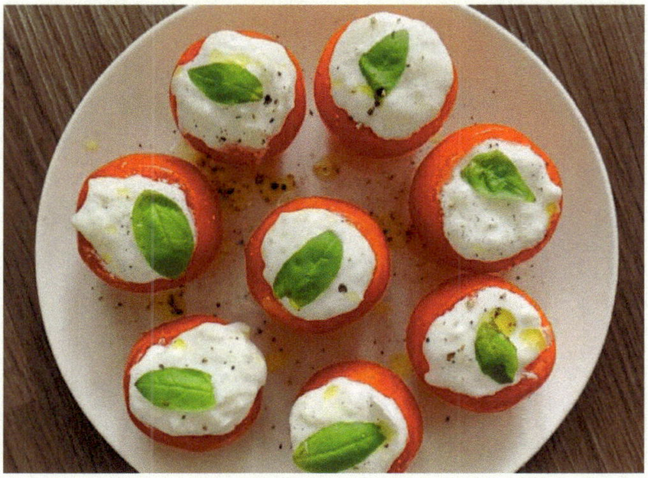

ANWEISUNGEN:

- ❖ Schneiden Sie einen kleinen Schlitz in die Oberseite jeder Tomate, wobei Sie darauf achten müssen, nicht ganz durchzuschneiden.
- ❖ Verquirlen Sie Olivenöl, Essig, Salz und Pfeffer in Ihrer kleinen Schüssel. Beiseitestellen.
- ❖ Legen Sie ein Basilikumblatt in jeden Schlitz der Kirschtomaten. Legen Sie eine kleine Mozzarellakugel auf das Basilikumblatt.
- ❖ Richten Sie die Caprese-Salat-Häppchen auf Ihrem Servierteller an. Beträufeln Sie die Bällchen mit dem Olivenöl und der Balsamico-Mischung. Servieren.

NÄHRWERTE (PRO PORTION):

Kalorien 210; Netto-Kohlenhydrate 3 g; Fett 16 g; Eiweiß 12 g

MIT PROSCIUTTO UMWICKELTER SPARGEL

Zubereitungszeit:	Kochzeit:	Portionen:
10 Minuten	12 Minuten	4

ZUTATEN:

- 16 frische Spargelstangen, abgeschnitten
- 8 Scheiben Prosciutto, der Länge nach in zwei Hälften geschnitten
- 1 Esslöffel Olivenöl
- Mit Salz & Pfeffer abschmecken
- 1 Esslöffel geriebener Parmesankäse (optional)

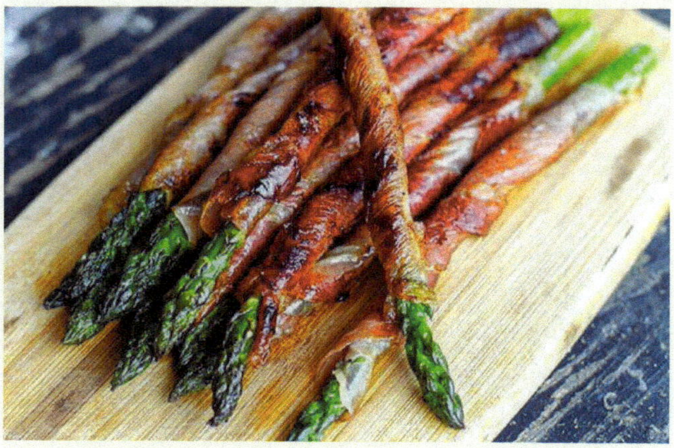

ANWEISUNGEN:

❖ Heizen Sie Ihren Ofen auf 220 °C vor. Legen Sie Ihr Backblech mit Pergamentpapier aus.

❖ Umwickeln Sie jede Spargelstange mit einer halben Scheibe Prosciutto. Beginnen Sie dabei unten und drehen Sie sich spiralförmig nach oben, sodass die Spitze frei liegt. Legen Sie die eingewickelten Sprossen auf Ihr Backblech.

❖ Beträufeln Sie den eingewickelten Spargel mit Olivenöl und würzen Sie ihn dann mit Salz und Pfeffer.

❖ Backen Sie sie innerhalb von 12-15 Minuten, bis der Prosciutto knusprig ist. Optional können Sie vor dem Servieren Parmesankäse darüber streuen.

NÄHRWERTE (PRO PORTION):

Kalorien 95; Netto-Kohlenhydrate 2 g; Fett 7 g; Eiweiß 6 g

CURRY EIERSALAT, SALAT CUPS

Zubereitungszeit:	Kochzeit:	Portionen:
15 Minuten	0 Minuten	4

ZUTATEN:

- 8 große Eier, hartgekocht, geschält und gehackt
- 60 g Mayonnaise
- 1 Teelöffel Currypulver
- 1/4 Teelöffel Knoblauchpulver
- Mit Salz & Pfeffer abschmecken
- 120 g gehackter Staudensellerie
- 60 g gewürfelte rote Zwiebel
- 2 Esslöffel gehackter frischer Koriander
- 8 große Salatblätter (Römischer Salat oder Kopfsalat)

ANWEISUNGEN:

- Vermengen Sie Mayonnaise, Currypulver, Knoblauchpulver, Salz und Pfeffer in einer mittelgroßen Schüssel.
- Fügen Sie gehackte Eier, Sellerie, rote Zwiebeln und Koriander hinzu. Vorsichtig schwenken.
- Löffeln Sie den Curry-Eiersalat auf jedes Salatblatt und servieren Sie ihn als Salattassen. Servieren.

NÄHRWERTE (PRO PORTION):

Kalorien 278; Netto-Kohlenhydrate 3 g; Fett 22 g; Eiweiß 13 g

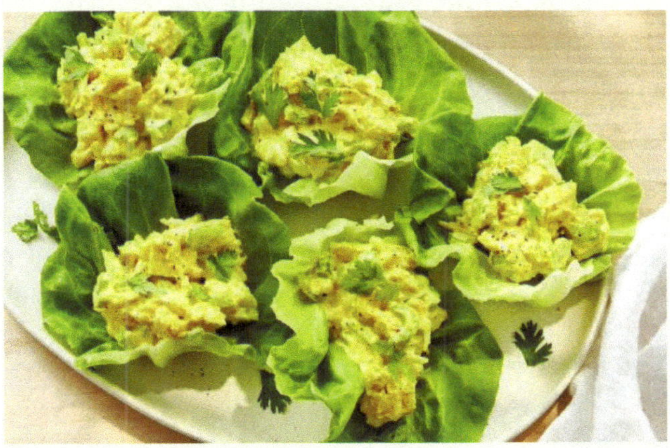

ZUCCHINI-POMMES MIT KNOBLAUCH-AIOLI

Zubereitungszeit:	**Kochzeit:**	**Portionen:**
15 Minuten	20 Minuten	4

ZUTATEN:

- 2 mittelgroße Zucchini, in Pommes frites geschnitten
- 240 g Mandelmehl
- 1 Teelöffel Paprika
- 1/2 Teelöffel Knoblauchpulver
- 1/2 Teelöffel Zwiebelpulver
- Salz & schwarzer Pfeffer, nach Geschmack
- 2 große Eier, verquirlt

Für die Knoblauch-Aioli:

- 180 g Mayonnaise
- 2 Knoblauchzehen, gehackt
- 1 Esslöffel Zitronensaft
- Salz & schwarzer Pfeffer, nach Geschmack

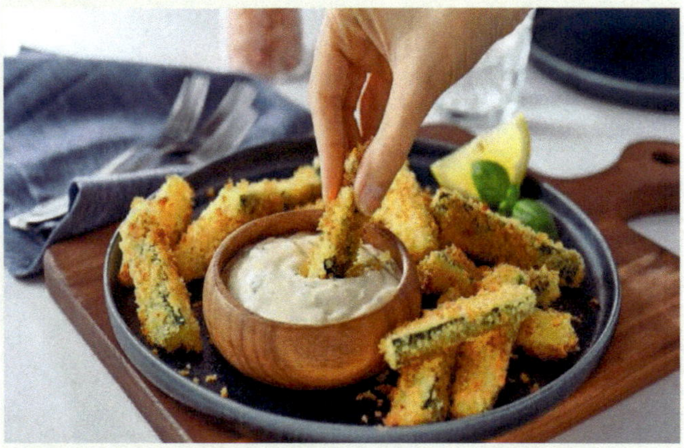

ANWEISUNGEN:

- ❖ Heizen Sie Ihren Ofen auf 220 °C vor. Legen Sie Ihr Backblech mit Pergamentpapier aus.
- ❖ Mischen Sie Mandelmehl, Paprika, Knoblauchpulver, Zwiebelpulver, Salz und schwarzen Pfeffer in einer flachen Schüssel. Tauchen Sie die Zucchini-Pommes in die verquirlten Eier.
- ❖ Rollen Sie die Zucchini-Pommes in der Mandelmehlmischung, bis sie gut bedeckt sind. Legen Sie sie auf Ihr Backblech. Innerhalb von 20 Minuten knusprig backen, dabei einmal umdrehen.
- ❖ Mischen Sie in der Zwischenzeit die Mayonnaise, den Knoblauch, den Zitronensaft, das Salz und den schwarzen Pfeffer in Ihrer kleinen Schüssel.
- ❖ Servieren Sie die Zucchini-Pommes frites heiß mit Knoblauch-Aioli zum Dippen.

NÄHRWERTE (PRO PORTION):

Kalorien 344; Netto-Kohlenhydrate 8 g; Fett 30 g; Eiweiß 12 g

BLUMENKOHL RANCH BITES

Zubereitungszeit:	Kochzeit:	Portionen:
10 Minuten	20 Minuten	4

ZUTATEN:

- 1 großer Blumenkohlkopf, in Röschen geschnitten
- 120 g Mandelmehl
- 60 g geriebener Parmesankäse
- 1 Teelöffel Knoblauchpulver
- 1/2 Teelöffel Zwiebelpulver
- 1/4 Teelöffel getrocknetes Dillkraut
- 1/2 Teelöffel getrocknete Petersilie
- Mit Salz & Pfeffer abschmecken
- 2 große Eier

Für die kohlenhydratarme Dip-Sauce:

- 240 g Mayonnaise
- 120 g saure Sahne
- 60 g gehackter frischer Schnittlauch
- 2 Esslöffel frischer Zitronensaft
- 1 gehackte Knoblauchzehe
- Mit Salz & Pfeffer abschmecken

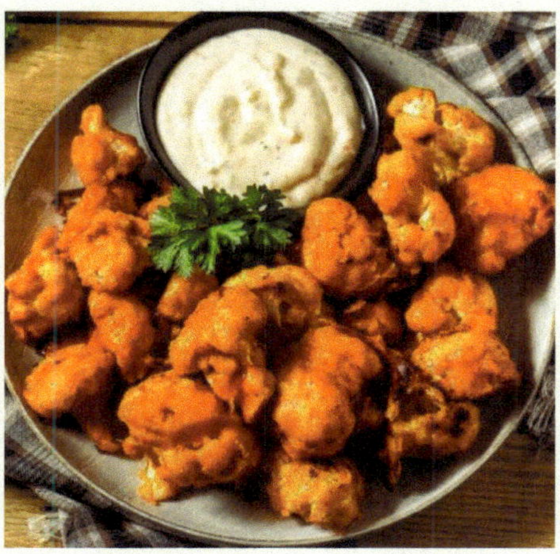

ANWEISUNGEN:

- Heizen Sie Ihren Ofen auf 200 °C vor. Legen Sie Ihr Backblech mit Pergamentpapier aus.
- Vermischen Sie Mandelmehl, Parmesankäse, Knoblauchpulver, Zwiebelpulver, Dillkraut, Petersilie, Salz und Pfeffer in einer großen Schüssel.
- Verquirlen Sie die Eier in einer separaten flachen Schüssel.
- Tauchen Sie jedes Blumenkohlröschen in die Eiermischung. Dann rollen Sie ihn in der Mandelmehlmischung, bis er vollständig bedeckt ist. Legen Sie sie auf Ihr Backblech.
- Wiederholen Sie diesen Vorgang für alle Blumenkohlröschen. Backen Sie sie innerhalb von 20-25 Minuten, bis sie knusprig sind. Nehmen Sie es heraus und lassen Sie es abkühlen.
- Vermengen Sie in der Zwischenzeit in einer kleinen Schüssel die Mayonnaise und die saure Sahne.
- Fügen Sie den Schnittlauch, den Zitronensaft und den Knoblauch hinzu und mischen Sie alles gut durch, bis es glatt ist. Mit Salz und Pfeffer würzen.
- Innerhalb von 30 Minuten vor dem Servieren mit den Ranch-Blumenkohl-Bites kühl stellen.

NÄHRWERTE (PRO PORTION):

Kalorien 199; Netto-Kohlenhydrate 7 g; Fett 12 g; Eiweiß 11 g

SPINAT-ARTISCHOCKEN-DIP MIT GURKENSCHEIBEN

Zubereitungszeit:	Kochzeit:	Portionen:
15 Minuten	20 Minuten	6

ZUTATEN:

- 280 g gefrorener gehackter Spinat, aufgetaut und abgetropft
- 400 g Artischockenherzen aus der Dose, abgetropft und gehackt
- 120 g Mayonnaise
- 120 g saure Sahne
- 120 g geriebener Parmesankäse
- 120 g zerkleinerter Mozzarella-Käse
- 60 g gewürfelte rote Zwiebel
- 2 Knoblauchzehen, gehackt
- Mit Salz & Pfeffer abschmecken
- 2 große Salatgurken, in Scheiben geschnitten

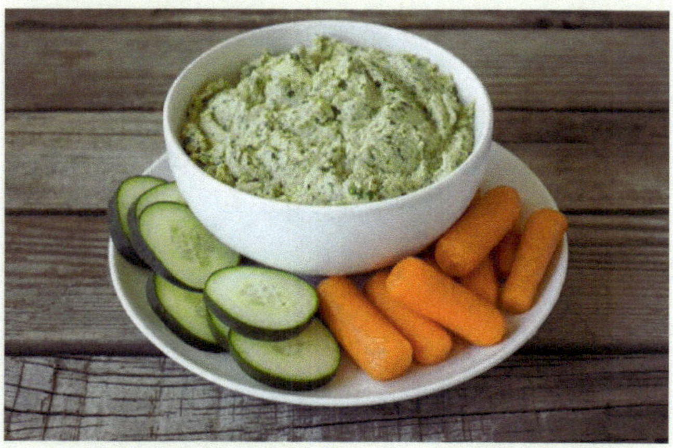

ANWEISUNGEN:

- ❖ Heizen Sie Ihren Ofen auf 170 °C vor.
- ❖ Mischen Sie den Spinat, die Artischocken, die Mayonnaise, die saure Sahne, den Parmesan, den Mozzarella, die roten Zwiebeln und den Knoblauch in einer großen Schüssel. Mit Salz und Pfeffer würzen.
- ❖ Geben Sie sie in eine gefettete Auflaufform. Backen Sie innerhalb von 20 Minuten, bis die Oberseite goldbraun ist.
- ❖ Nehmen Sie es heraus und lassen Sie es abkühlen. Servieren Sie den Dip mit Gurkenscheiben.

NÄHRWERTE (PRO PORTION):

Kalorien 160; Netto-Kohlenhydrate 5 g; Fett 12 g; Eiweiß 7 g

KNOBLAUCHBROT STICKS

Zubereitungszeit:	Kochzeit:	Portionen:
10 Minuten	20 Minuten	6

ZUTATEN:

- 1 1/500 g Mandelmehl
- 60 g Kokosnussmehl
- 1 Teelöffel Backpulver
- 1/2 Teelöffel Xanthangummi
- 2 Esslöffel ungesalzene Butter, geschmolzen
- 2 Teelöffel gehackter Knoblauch
- 60 g + 2 Esslöffel geriebener Mozzarella-Käse
- 1 großes Ei, verquirlt
- 60ml warmes Wasser
- Eine Prise Salz

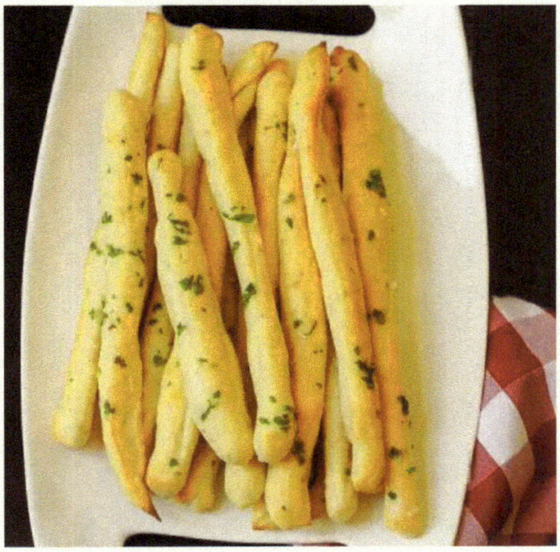

ANWEISUNGEN:

- Heizen Sie Ihren Ofen auf 190 °C vor. Legen Sie Ihr Backblech mit Pergamentpapier aus.
- Vermischen Sie in einer großen Schüssel das Mandelmehl, das Kokosmehl, das Backpulver, das Xanthan und das Salz.
- Mischen Sie in einer separaten Schüssel die Butter und den Knoblauch miteinander.
- Fügen Sie den Mozzarella, die Butter-Knoblauch-Mischung und das verquirlte Ei zu Ihrer trockenen Mischung hinzu. Gut mischen, um einen Teig zu formen.
- Geben Sie nach und nach warmes Wasser zu Ihrem Teig hinzu, bis er eine weiche, biegsame Konsistenz hat.
- Teilen Sie den Teig in sechs Teile und rollen Sie diese zu Brotstangen. Legen Sie jedes Stäbchen auf Ihr Backblech.
- Backen Sie sie innerhalb von 20 Minuten, bis sie goldbraun sind. Herausnehmen, abkühlen lassen und dann servieren.

NÄHRWERTE (PRO PORTION):

Kalorien 227; Netto-Kohlenhydrate 6 g; Fett 18 g; Eiweiß 9 g

SCHARFER THUNFISCHSALAT IN GURKENSCHIFFCHEN

Zubereitungszeit:	Kochzeit:	Portionen:
15 Minuten	0 Minuten	4

ZUTATEN:

- 2 große Gurken, der Länge nach halbiert und die Kerne herausgeschnitten
- 1 Dose Thunfisch in Wasser, abgetropft
- 60 g Mayonnaise
- 1 kleine rote Zwiebel, fein gehackt
- 1/2 kleine Paprika, fein gehackt
- 1 Jalapeño-Pfeffer, entkernt und gehackt
- 1 Teelöffel Sriracha-Sauce (optional)
- Salz & schwarzer Pfeffer, nach Geschmack

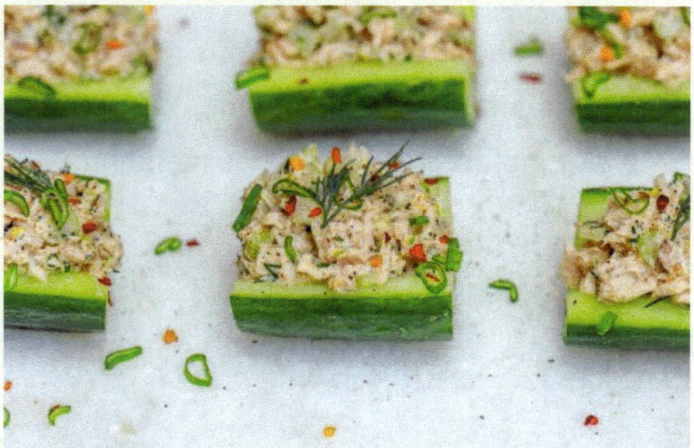

ANWEISUNGEN:

- ❖ Vermengen Sie in einer mittelgroßen Schüssel den abgetropften Thunfisch, die Mayonnaise, die rote Zwiebel, die Paprika, die Jalapeño-Pfeffer und die Sriracha-Sauce (falls verwendet).
- ❖ Würzen Sie den Thunfischsalat mit Salz und schwarzem Pfeffer. Füllen Sie jedes Gurkenschiffchen mit einer pikanten Thunfischsalatmischung. Servieren.

NÄHRWERTE (PRO PORTION):

Kalorien 175; Netto-Kohlenhydrate 4 g; Fett 11 g; Eiweiß 15 g

BUFFALO CHICKEN MIT SELLERIESTANGEN

Zubereitungszeit:	Kochzeit:	Portionen:
10 Minuten	15 Minuten	4

ZUTATEN:

- 8 Stangen Staudensellerie, geputzt und in 8cm-Stücke geschnitten
- 500 g gekochtes gewolftes Hühnerfleisch
- 120 g scharfe Sauce (z. B. Frank's RedHot)
- 60 g ungesalzene Butter, geschmolzen
- 120 g zerkrümelter Blauschimmelkäse

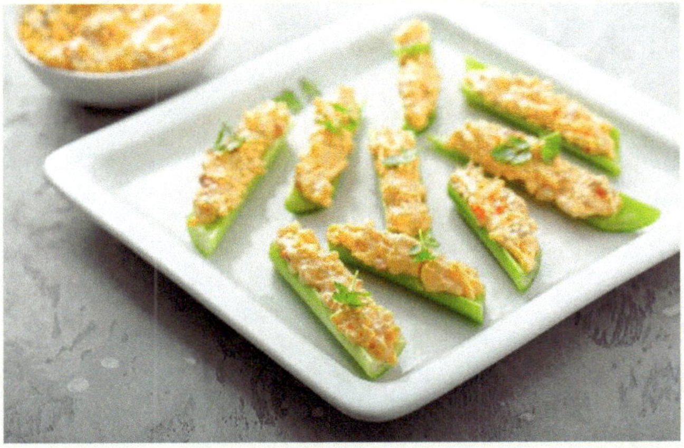

ANWEISUNGEN:

- ❖ Heizen Sie Ihren Ofen auf 170 °C vor.
- ❖ Vermengen Sie das zerkleinerte Hühnerfleisch, die scharfe Soße und die Butter in einer mittelgroßen Schüssel, bis das Hühnerfleisch vollständig bedeckt ist.
- ❖ Legen Sie die Selleriestangen auf das mit Backpapier ausgelegte Backblech und verteilen Sie die Büffelhähnchenmischung gleichmäßig auf jedem Stück Sellerie. Belegen Sie jede gefüllte Selleriestange mit Blauschimmelkäse.
- ❖ Backen Sie innerhalb von 15-20 Minuten, bis der Käse geschmolzen ist. Herausnehmen, abkühlen lassen und dann servieren.

NÄHRWERTE (PRO PORTION):

Kalorien 250; Netto-Kohlenhydrate 3 g; Fett 17 g; Eiweiß 20 g

CHEDDAR-BROKKOLI-HÄPPCHEN

Zubereitungszeit:	Kochzeit:	Portionen:
15 Minuten	20 Minuten	6

ZUTATEN:

- 500 g Brokkoliröschen, fein gehackt
- 240 g geriebener Cheddar-Käse
- 120 g Mandelmehl
- 60 g geriebener Parmesankäse
- 2 große Eier
- 1 Teelöffel Knoblauchpulver
- 1/2 Teelöffel Zwiebelpulver
- Mit Salz & Pfeffer abschmecken

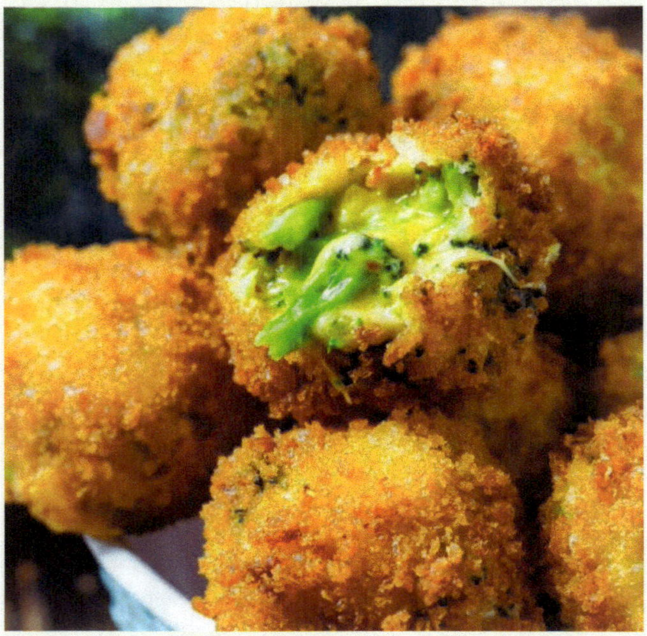

ANWEISUNGEN:

- ❖ Heizen Sie Ihren Ofen auf 180 °C vor. Legen Sie Ihr Backblech mit Pergamentpapier aus.
- ❖ Vermengen Sie in einer großen Schüssel den Brokkoli, Cheddar, Mandelmehl, Parmesan, Eier, Knoblauchpulver, Zwiebelpulver, Salz und Pfeffer.
- ❖ Formen Sie ihn zu einer kleinen, mundgerechten Kugel. Legen Sie sie auf Ihr Backblech. Wiederholen Sie den Vorgang mit der restlichen Mischung.
- ❖ Innerhalb von 20 Minuten knusprig backen. Herausnehmen, abkühlen lassen und dann servieren.

NÄHRWERTE (PRO PORTION):

Kalorien 145; Netto-Kohlenhydrate 4 g; Fett 11 g; Eiweiß 9 g

PAPRIKASCHAUFELN MIT GUACAMOLE

Zubereitungszeit:	Kochzeit:	Portionen:
10 Minuten	0 Minuten	4

ZUTATEN:

- 3 reife Avocados
- 1/2 kleine rote Zwiebel, fein gehackt
- 1 kleine Tomate, gewürfelt
- 1 Jalapeños, entkernt und fein gehackt
- 2 Knoblauchzehen, gehackt
- Saft und Schale von 1 Limette
- 60 g gehackter Koriander
- Mit Salz & Pfeffer abschmecken
- 2 große Paprikaschoten (beliebige Farbe), der Länge nach halbiert und entkernt

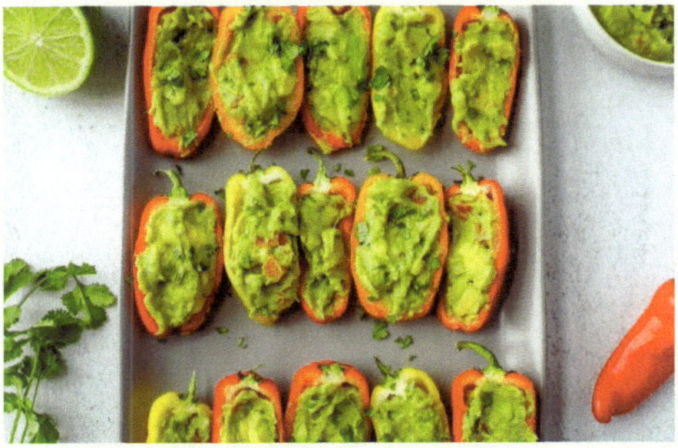

ANWEISUNGEN:

❖ Pürieren Sie die Avocados in einer mittelgroßen Schüssel. Rote Zwiebel, Tomate, Jalapeño, Knoblauch, Limettensaft, Schale und Koriander hinzufügen. Gut mischen und mit Salz und Pfeffer würzen.

❖ Legen Sie die Paprikaschoten auf Ihre Servierplatte und füllen Sie sie mit Guacamole. Servieren.

NÄHRWERTE (PRO PORTION):

Kalorien: 250; Netto-Kohlenhydrate: 9 g; Fett: 21 g; Eiweiß: 4 g

GEWÜRZTE GERÖSTETE KÜRBISKERNE

Zubereitungszeit:	Kochzeit:	Portionen:
10 Minuten	25-30 Minuten	6

ZUTATEN:

- 500 g rohe Kürbiskerne, gespült & getrocknet
- 1 Esslöffel Olivenöl
- 1/2 Teelöffel Paprika
- 1/4 Teelöffel Cayennepfeffer
- 1/2 Teelöffel Knoblauchpulver
- Salz & Pfeffer, nach Geschmack

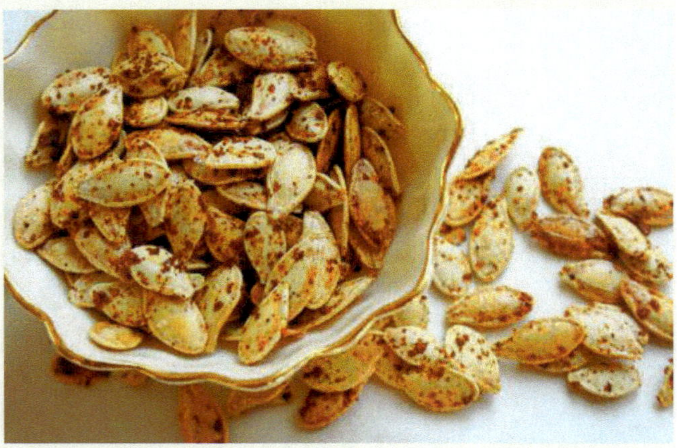

ANWEISUNGEN:

- Heizen Sie Ihren Ofen auf 170 °C vor.
- Mischen Sie Kürbiskerne, Olivenöl, Paprika, Cayennepfeffer, Knoblauchpulver, Salz und Pfeffer in einer großen Schüssel.
- Verteilen Sie die gewürzten Samen auf Ihrem mit Pergament ausgelegten Backblech. Rösten Sie die Kürbiskerne in 25-30 Minuten, bis sie knusprig sind, dabei einmal umrühren. Herausnehmen, abkühlen lassen und dann servieren.

NÄHRWERTE (PRO PORTION):

Kalorien: 189; Netto-Kohlenhydrate: 3 g; Fett: 17 g; Eiweiß: 9 g

GEGRILLTE HALLOUMI-KÄSE-SPIEßE

Zubereitungszeit:	Kochzeit:	Portionen:
15 Minuten	10 Minuten	4

ZUTATEN:

- 200 g Halloumi-Käse, in 2cm-Würfel geschnitten
- 1 große Paprika (beliebige Farbe), in 2cm-Stücke geschnitten
- 1 mittelgroße Zucchini, in 2cm-Ringe geschnitten
- 1/2 rote Zwiebel, in 2cm-Stücke geschnitten
- 8 Kirschtomaten
- 60ml Olivenöl
- 2 Esslöffel Zitronensaft
- 2 Knoblauchzehen, gehackt
- 1 Teelöffel Oregano
- Mit Salz & Pfeffer abschmecken

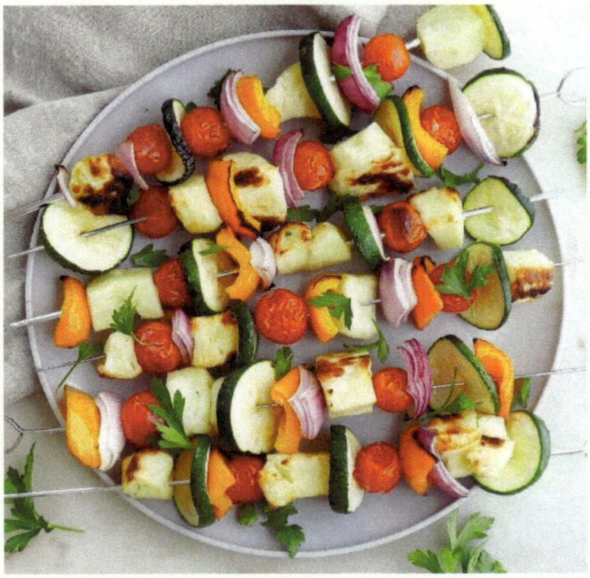

ANWEISUNGEN:

❖ Mischen Sie Olivenöl, Zitronensaft, Knoblauch, Oregano, Salz und Pfeffer in einer kleinen Schüssel, um die Marinade herzustellen.

❖ Fädeln Sie die Halloumi-Käsewürfel, Paprikastücke, Zucchinischeiben, rote Zwiebelstücke und Kirschtomaten auf die Spieße.

❖ Legen Sie die Spieße in Ihre flache Schüssel und gießen Sie die Marinade darüber. Gut durchschwenken, dann innerhalb von 10 Minuten marinieren.

❖ Heizen Sie Ihren Grill auf mittelhohe Hitze vor und ölen Sie die Roste leicht ein.

❖ Grillen Sie die Spieße innerhalb von 10 Minuten unter häufigem Wenden, bis das Gemüse zart ist. Servieren.

NÄHRWERTE (PRO PORTION):

Kalorien 360; Netto-Kohlenhydrate 6 g; Fett 28 g; Eiweiß 20 g

KRABBEN-COCKTAIL-CUPS

Zubereitungszeit:	Kochzeit:	Portionen:
20 Minuten	0 Minuten	4

ZUTATEN:

- 500 g große gekochte Garnelen, geschält und entdarmt
- 120 g rote Paprika, gewürfelt
- 120 g Gurke, gewürfelt
- 60 g rote Zwiebel, fein gehackt
- 500 g geriebener Kopfsalat oder gemischtes Grünzeug
- 4 große Eisbergsalatblätter
- 120ml zuckerfreie Cocktailsauce
- Mit Salz & Pfeffer abschmecken

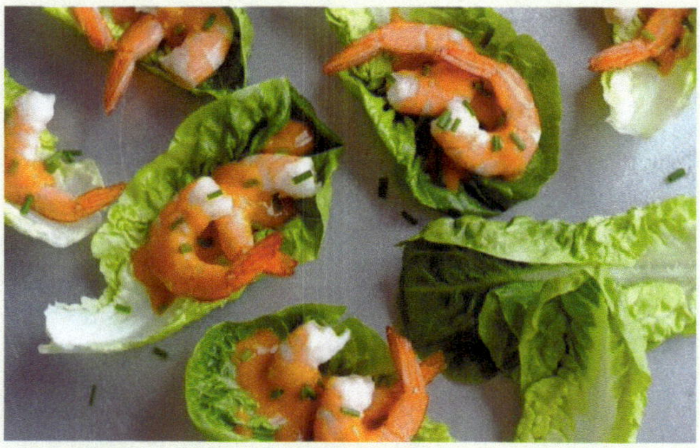

ANWEISUNGEN:

- ❖ Kombinieren Sie Paprika, Gurke und rote Zwiebel in Ihrer mittelgroßen Schüssel. Würzen Sie die Gemüsemischung mit Salz und Pfeffer.
- ❖ Legen Sie die Eisbergsalatblätter auf Ihrer sauberen Oberfläche aus. Verteilen Sie den geriebenen Salat auf Ihre Salatblätter.
- ❖ Geben Sie 1/4 der Gemüsemischung auf das Grünzeug. Geben Sie die gekochten Garnelen darauf und verteilen Sie sie gleichmäßig auf die vier Portionen.
- ❖ Beträufeln Sie jede Krabbencocktailschale mit etwa zwei Esslöffeln Cocktailsauce. Servieren.

NÄHRWERTE (PRO PORTION):

Kalorien 173; Netto-Kohlenhydrate 7 g; Fett 2 g; Eiweiß 24 g

PARMESAN-ZUCCHINI-CHIPS

Zubereitungszeit:	Kochzeit:	Portionen:
10 Minuten	25 Minuten	4

ZUTATEN:

- 2 mittelgroße Zucchini, in Scheiben geschnitten
- 120 g geriebener Parmesankäse
- 60 g Mandelmehl
- 1/2 Teelöffel Knoblauchpulver
- 1/4 Teelöffel schwarzer Pfeffer
- 1/4 Teelöffel Salz
- 1 großes Ei, verquirlt
- Antihaft-Kochspray

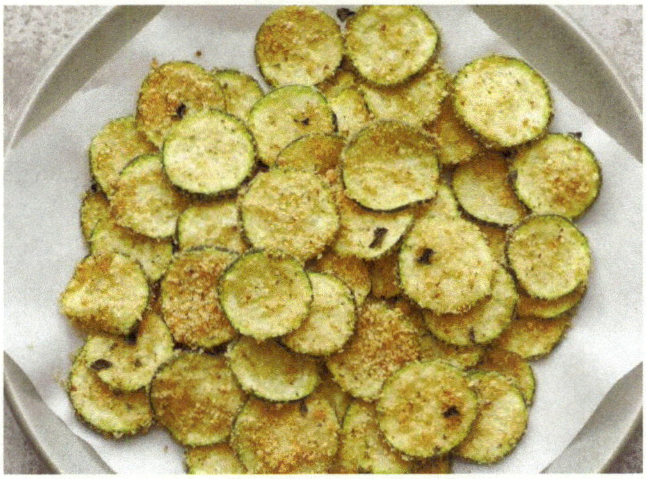

ANWEISUNGEN:

- ❖ Heizen Sie Ihren Ofen auf 220 °C vor. Legen Sie Ihr Backblech mit Pergamentpapier aus. Besprühen Sie das Papier leicht mit Antihaft-Kochspray.
- ❖ Mischen Sie den Parmesan, das Mandelmehl, das Knoblauchpulver, den schwarzen Pfeffer und das Salz in Ihrer flachen Schüssel.
- ❖ Tauchen Sie jede Zucchinischeibe in das verquirlte Ei und drücken Sie dann beide Seiten der Scheiben in die Parmesanmischung.
- ❖ Legen Sie die beschichteten Zucchinischeiben auf Ihr Backblech. Backen Sie sie innerhalb von 25 Minuten, bis sie knusprig sind. Servieren.

NÄHRWERTE (PRO PORTION):

Kalorien 150; Netto-Kohlenhydrate 5 g; Fett 11 g; Eiweiß 9 g

ENERGIEHÄPPCHEN MIT KOKOSNUSS UND LIMETTE

Zubereitungszeit:	Kochzeit:	Portionen:
15 Minuten	0 Minuten	12 Bissen

ZUTATEN:

- 240 g ungesüßte Kokosraspeln
- 120 g Mandelmehl
- 60ml Kokosnussöl, geschmolzen
- 2 Esslöffel granuliertes Erythrit
- Saft und Schale von 1 Limette
- 1 Teelöffel Vanilleextrakt
- Eine Prise Meersalz

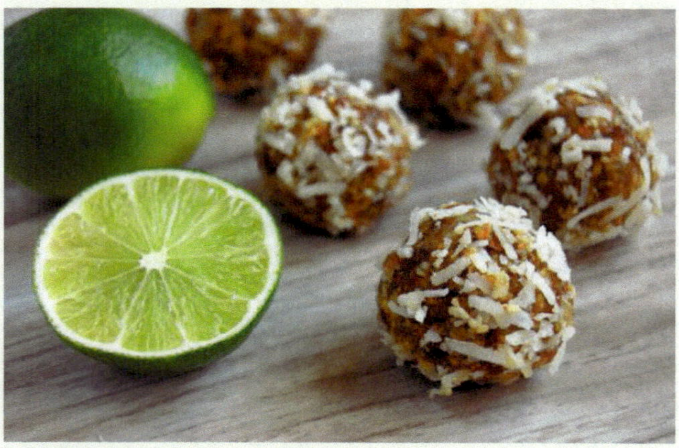

ANWEISUNGEN:

- ❖ Kombinieren Sie die Kokosraspeln, das Mandelmehl, das Kokosöl, das Erythrit, den Limettensaft, die Schale, die Vanille und das Meersalz in Ihrer Küchenmaschine.
- ❖ Pulsen Sie, bis Ihre Mischung eine teigartige Konsistenz hat. Formen Sie die Mischung zu mundgerechten Kugeln.
- ❖ Legen Sie die Energy Bites auf ein mit Pergament ausgelegtes Backblech. Innerhalb von 30 Minuten in den Kühlschrank stellen, damit sie fest werden. Servieren.

NÄHRWERTE (PRO PORTION):

Kalorien 133; Netto-Kohlenhydrate 2 g; Fett 13 g; Eiweiß 2 g

MINI-SANDWICHES MIT SCHINKEN UND GURKEN

Zubereitungszeit:	Kochzeit:	Portionen:
10 Minuten	0 Minuten	4

ZUTATEN:

- 8 Scheiben Delikatessschinken
- 1 Salatgurke, in dünne Scheiben geschnitten
- 120 g Frischkäse, erweicht
- 1 Esslöffel gehackter Schnittlauch
- Mit Salz & Pfeffer abschmecken

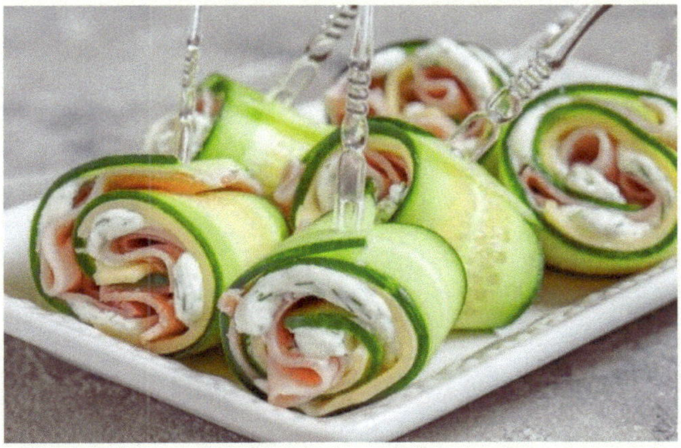

ANWEISUNGEN:

- Mischen Sie den Frischkäse und den Schnittlauch in einer kleinen Schüssel, bis alles gut vermischt ist. Salz und Pfeffer hinzufügen.
- Legen Sie die Schinkenscheiben auf Ihrer sauberen Oberfläche aus. Verteilen Sie etwas Frischkäsemischung gleichmäßig auf jeder Schinkenscheibe.
- Legen Sie die Gurkenscheiben auf die Hälfte jeder Schinkenscheibe. Falten Sie die andere Hälfte jeder Schinkenscheibe über die Gurkenscheiben, sodass Mini-Sandwiches entstehen. Servieren.

NÄHRWERTE (PRO PORTION):

Kalorien 150; Netto-Kohlenhydrate 2 g; Fett 10 g; Eiweiß 12 g

OBST-BEEREN-SALAT-CUPS

Zubereitungszeit:	Kochzeit:	Portionen:
20 Minuten	0 Minuten	4

ZUTATEN:

- 240 g Erdbeeren, gewürfelt
- 240 g Heidelbeeren
- 240 g Himbeeren
- 120 g Brombeeren
- Saft einer Zitrone

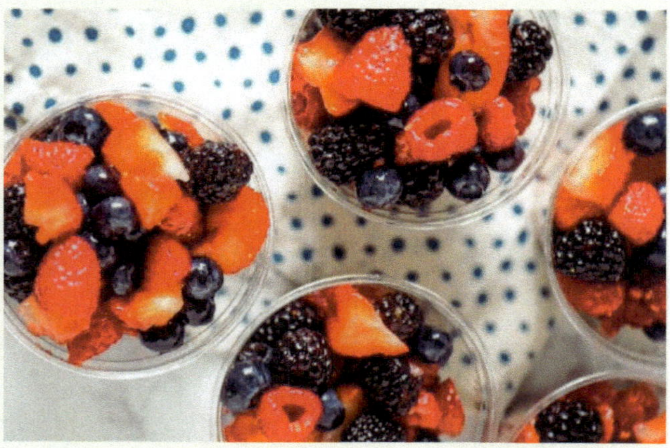

ANWEISUNGEN:

- ❖ Vermengen Sie in einer großen Schüssel Erdbeeren, Blaubeeren, Himbeeren und Brombeeren.
- ❖ Mischen Sie den Zitronensaft in einer kleinen Schüssel, bis er gut vermischt ist. Gießen Sie es über das Obst und schwenken Sie es vorsichtig, um es zu bedecken. Verteilen Sie den Obstsalat gleichmäßig auf vier Tassen. Servieren.

NÄHRWERTE (PRO PORTION):

Kalorien 85; Netto-Kohlenhydrate 12 g; Fett 0,5 g; Eiweiß 1,5 g

SPECK-KÄSE-FETTBOMBEN

Zubereitungszeit:	Kochzeit:	Portionen:
15 Minuten + Kühlzeit	10 Minuten	12 Fettbomben

ZUTATEN:

- 6 Scheiben Speck
- 200 g Frischkäse, erweicht
- 120 g geriebener Cheddar-Käse
- 60 g ungesalzene Butter, erweicht
- 60 g Mandelmehl
- 1/2 Teelöffel Knoblauchpulver
- Salz & Pfeffer, nach Geschmack

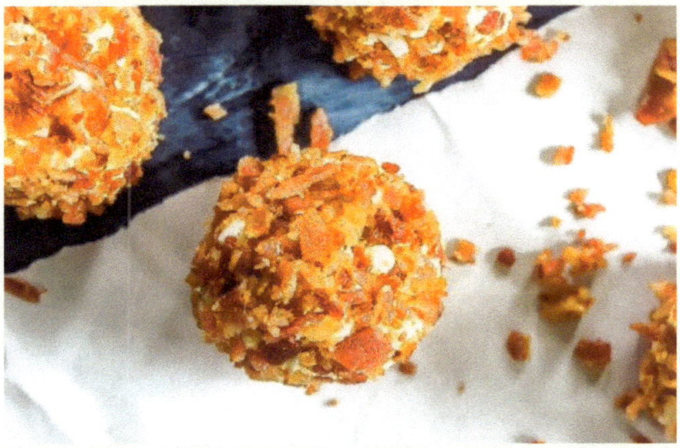

ANWEISUNGEN:

- Braten Sie den Speck in Ihrer Pfanne bei mittlerer Hitze, bis er knusprig ist. Zum Abkühlen beiseitestellen und dann in kleine Stücke zerbröseln.
- Vermengen Sie in Ihrer Schüssel den Frischkäse, den Cheddar, die Butter, das Mandelmehl, das Knoblauchpulver, das Salz und den Pfeffer.
- Die Hälfte des zerbröckelten Specks unterheben, die andere Hälfte zum Garnieren der Fettbomben aufheben.
- Formen Sie die Mischung zu zwölf Kugeln und legen Sie sie auf ein mit Pergament ausgelegtes Backblech.
- Drücken Sie den restlichen zerbröckelten Speck zum Garnieren auf jede Fettbombe.
- Legen Sie das Backblech innerhalb einer Stunde in den Kühlschrank, damit die Fettbomben fest werden können.

NÄHRWERTE (PRO PORTION):

Kalorien: 175; Netto-Kohlenhydrate: 2 g; Fett: 16 g; Eiweiß: 5 g

KÄSE-SALAMI KABOBS

Zubereitungszeit:	Kochzeit:	Portionen:
10 Minuten	0 Minuten	4

ZUTATEN:

- 200 g Salami, in Viertel geschnitten
- 200 g Käse Ihrer Wahl (z. B. Cheddar, Gouda oder Schweizer), in Würfel geschnitten
- 240 g Kirschtomaten
- 120 g grüne Oliven, entkernt und abgetropft
- 120 g schwarze Oliven, entkernt und abgetropft

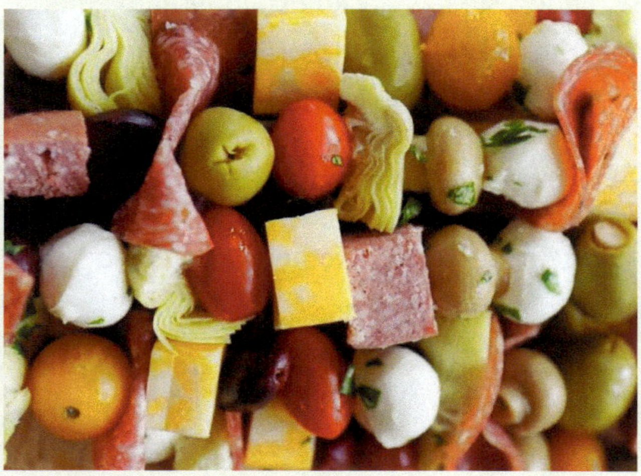

ANWEISUNGEN:

- ❖ Montieren Sie die Spieße, indem Sie ein Stück Salami auf den Spieß stecken, gefolgt von einem Käsewürfel, einer Kirschtomate und einer Olive. Wiederholen Sie den Vorgang, bis alle Zutaten aufgebraucht sind.
- ❖ Richten Sie die fertigen Spieße auf einer Servierplatte an und servieren Sie sie.

NÄHRWERTE (PRO PORTION):

Kalorien: 468; Netto-Kohlenhydrate: 5 g; Fett: 38 g; Eiweiß: 28 g;

KETO TAMARI MANDELN

Zubereitungszeit:	Kochzeit:	Portionen:
10 Minuten	20 Minuten	8

ZUTATEN:

- 500 g rohe Mandeln
- 60ml Tamari-Sauce
- 1 Teelöffel Knoblauchpulver
- 1/2 Teelöffel Zwiebelpulver
- 1/4 Teelöffel gemahlener schwarzer Pfeffer
- 1/2 Teelöffel Paprika

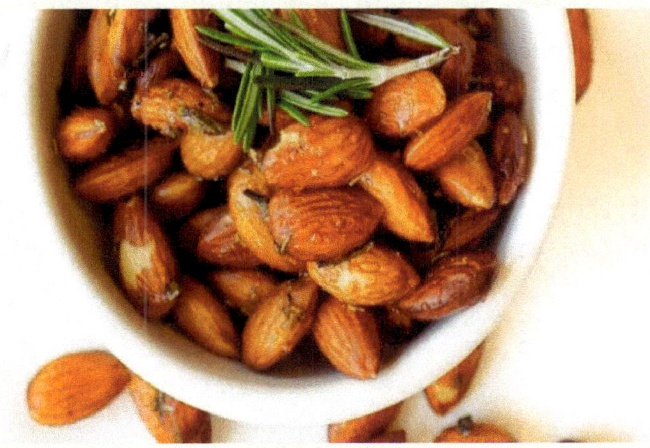

ANWEISUNGEN:

- Heizen Sie Ihren Ofen auf 180 °C vor. Legen Sie Ihr Backblech mit Pergamentpapier aus.
- Mischen Sie Tamari-Sauce, Knoblauchpulver, Zwiebelpulver, schwarzen Pfeffer und Paprika in einer mittelgroßen Schüssel.
- Fügen Sie die Mandeln hinzu und rühren Sie gut um, damit alle Mandeln gleichmäßig überzogen sind.
- Geben Sie die beschichteten Mandeln auf Ihr Backblech und verteilen Sie sie in einer gleichmäßigen Schicht.
- Backen Sie innerhalb von 10 Minuten. Nehmen Sie sie heraus, rühren Sie sie um und backen Sie sie innerhalb von 10 Minuten erneut, bis die Mandeln goldbraun sind. Herausnehmen, abkühlen lassen und dann servieren.

NÄHRWERTE (PRO PORTION):

Kalorien: 214; Netto-Kohlenhydrate: 3 g; Fett: 18 g; Eiweiß: 9 g

SUPERFOOD GRÜNKOHL-CHIPS

Zubereitungszeit:	Kochzeit:	Portionen:
10 Minuten	10 Minuten	4

ZUTATEN:

- 1 großes Bündel Grünkohl, gewaschen, getrocknet, entstielt und in mundgerechte Stücke gerissen
- 1 Esslöffel Olivenöl
- 1/2 Teelöffel Knoblauchpulver
- 1/2 Teelöffel Zwiebelpulver
- 1/4 Teelöffel geräucherter Paprika
- 1/4 Teelöffel Meersalz
- 2 Esslöffel Nährhefe

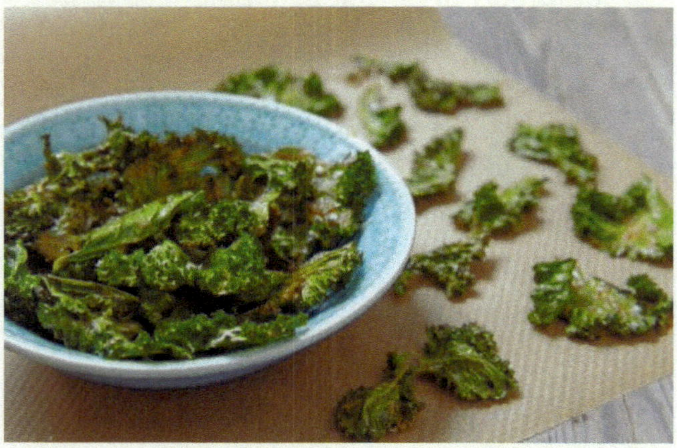

ANWEISUNGEN:

- ❖ Heizen Sie Ihren Ofen auf 180 °C vor. Legen Sie Ihr Backblech mit Pergamentpapier aus. Geben Sie den Grünkohl in Ihre große Schüssel.
- ❖ Mischen Sie das Olivenöl, das Knoblauchpulver, das Zwiebelpulver, das Paprikapulver und das Meersalz in Ihrer kleinen Schüssel.
- ❖ Gießen Sie die Ölmischung über Ihre Grünkohlstücke und massieren Sie sie, bis alle Blätter gleichmäßig bedeckt sind.
- ❖ Verteilen Sie die beschichteten Grünkohlstücke auf Ihrem Backblech. Backen Sie sie innerhalb von 10 Minuten, bis die Ränder leicht knusprig sind.
- ❖ Herausnehmen und mit Nährhefe bestreuen, solange sie noch warm ist. Lassen Sie sie ein paar Minuten vor dem Servieren auf dem Backblech abkühlen.

NÄHRWERTE (PRO PORTION):

Kalorien: 80; Netto-Kohlenhydrate: 4 g; Fett: 5 g; Eiweiß: 4 g

BACON RANCH POPPERS

Zubereitungszeit:	Kochzeit:	Portionen:
15 Minuten	20 Minuten	6

ZUTATEN:

- 12 Jalapeño-Paprikaschoten, halbiert und entkernt
- 200 g Frischkäse, erweicht
- 120 g geriebener Cheddar-Käse
- 1/2 Päckchen Ranch-Dressing-Mischung
- 12 Scheiben Speck, halbiert

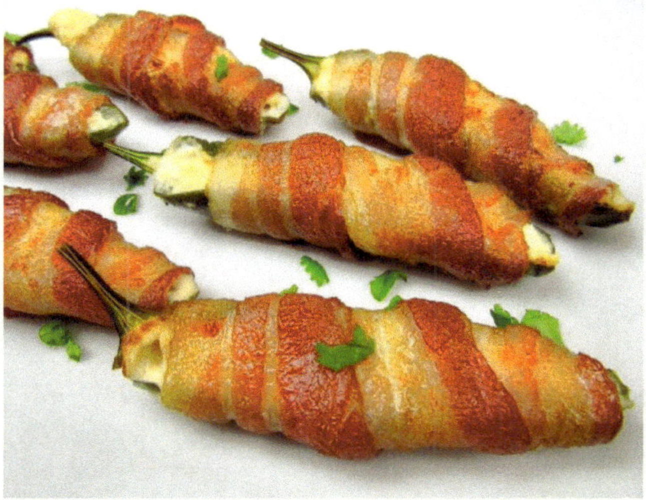

ANWEISUNGEN:

- ❖ Heizen Sie Ihren Ofen auf 200 °C vor. Legen Sie Ihr Backblech mit Pergamentpapier aus.
- ❖ Mischen Sie den Frischkäse, den Cheddar und das Ranch-Dressing in einer mittelgroßen Schüssel, bis alles gut vermischt ist.
- ❖ Löffeln Sie Ihre Frischkäsemischung in jede Jalapeño-Hälfte. Wickeln Sie eine halbe Scheibe Speck um jede gefüllte Jalapeño-Paprika.
- ❖ Legen Sie die eingewickelten Jalapeño auf Ihr Backblech und backen Sie sie innerhalb von 20 Minuten, bis der Speck knusprig ist. Lassen Sie sie ein paar Minuten vor dem Servieren auf dem Backblech abkühlen.

NÄHRWERTE (PRO PORTION):

Kalorien: 257; Netto-Kohlenhydrate: 4 g; Fett: 20 g; Eiweiß: 12 g

30-TAGE-ESSENSPLAN

TAG	FRÜHSTÜCK	MITTAGESSEN	ABENDESSEN	SNACKS
1	Käsige Spinat-Omeletts	Griechischer Avocadosalat	Hähnchen-Zucchini-Auflauf	Selleriestangen mit Mandelbutter
2	Frühstücks Müsliriegel mit Aprikose und gemischten Körnern	Zerlegte Philly-Cheese-Steak-Bowl	Fajita-Hühnerbrust-Auflauf	Bacon Ranch Poppers
3	Mini Frittatas mit Truthahnwurst	Thai Stir-Fry mit Shirataki Nudeln und Erdnuss	Rosmarin-Knoblauch-Schweinekoteletts	Superfood Grünkohl-Chips
4	Gedämpftes Sesamgrün mit pochierten Eiern	Knusprige Tofu Banh Mi Wraps	Schellfischfilet mit Zitronenbutter	Keto Tamari Mandeln
5	Gebackene Eier mit Portobello-Pilzen	Zucchini-Lasagne-Roll-Ups	Hähnchen mit sonnengetrockneten Tomaten und Pestoauflauf	Käse-Salami Kabobs
6	Proteinpfannekuchen mit Vanille und Bohnen	Gefüllte Champignons mit Spinat und Artischocken	Gegrillte Lammkoteletts mit marokkanischen Gewürzen	Speck-Käse-Fettbomben
7	Grasgefüttertes Rindfleisch mit Spinat-Rührei	Gebratenes Steak und Spargel	Kohlenhydratarme toskanische Suppe	Obst-Beeren-Salat-Cups
8	Heißes Müsli mit Mandel und Kokos	Mit Kräutern gebratener	Mit Kurkuma marinierte Hühnerkeulen	Mini-Sandwiches mit Schinken und Gurken

		Wolfsbarsch und Rucola-Salat		
9	Quiche Lorraine ohne Kruste	Wraps mit Chipotle, Pulled Pork und Kopfsalat	Gebratene Jakobsmuscheln & Blumenkohl-Risotto	Paprikaschaufeln mit Guacamole
10	Chiapudding mit Kürbisgewürz	Bowl mit gebratenem Huhn und Gemüse	Shrimp Kokosnuss Curry	Energiehäppchen mit Kokosnuss und Limette
11	Salbeibutter-Wolkeneier	Eierrolle in der Bowl	Knoblauch-Pilz-Blumenkohl-Brat.ing	Parmesan-Zucchini-Chips
12	Gefüllte Avocado mit käsigem Speck	Kalter asiatischer Nudelsalat	Gefüllte gegrillte Zucchini-Boote mit Thunfisch	Krabben-Cocktail-Cups
13	Tomaten-Ei-Stapel	Würzige Tofu-Salat-Wraps	Rindfleisch & Kraut Auflauf	Gegrillte Halloumi-Käse-Spieße
14	Grüne Göttin Frühstücks-Smoothie	Gebratener Reis mit Shrimps und Blumenkohl	Gegrilltes Balsamico-Steak und Gemüse	Gewürzte geröstete Kürbiskerne
15	Beeren-Smoothie-Bowl	Asiatischer Sesam-Steak-Salat	Weißfisch Piccata	Griechische Salatspieße
16	Mediterrane Eiersalat Cups	Cremige Spinat-Pilz-Suppe	Mediterraner gebackener Kabeljau	Cheddar-Brokkoli-Häppchen
17	Frühstückspizza mit Leinsamen	Hähnchenspieße auf griechische Art	Mit Krabben gefüllte Portobello-Pilze	Buffalo Chicken mit Selleriestangen
18	Hühnerwurst-Pastetchen	Wrap mit Puten-Cobb-Salat	Tofu und gebratenes Gemüse	Scharfer Thunfischsalat in Gurkenschiffchen
19	Griechisches Joghurt-Parfait	Gefüllter Blumenkohl-Reis-Auflauf	Gebackene Hähnchenschenkel mit Knoblauchbutter	Knoblauchbrot Sticks
20	Shakshuka mit Ricotta-Käse	Salat mit Rucola, Huhn und Melone	Italienische Ricotta-Hühnerfrikadellen	Spinat-Artischocken-Dip mit Gurkenscheiben

21	Nussige Müslischale	Lachs mit Kapern und Tomaten	Cremig gebratene Shrimps mit Spargel	Blumenkohl Ranch Bites
22	Keto Frischkäsewaffeln	Salatblätter mit Bufalo Chicken	Cremiges Pesto-Huhn	Zucchini-Pommes mit Knoblauch-Aioli
23	Blumenkohl Hashbrowns	Hähnchen-Caesar-Salat	Tilapia in der Parmesankruste	Avocado Teufels-Eier
24	Kokosnussmehl Crêpes	Bowl mit gefüllter Avocado und Thunfisch	Portobello Champignon Pizzen	Curry Eiersalat Salat Cups
25	Keto Frühstücksburrito	Steak-Salat-Wrap	Mit Kreuzkümmel-gerösteter Lachs	Mit Prosciutto umwickelter Spargel
26	Räucherlachs-Rührei	Gemüse-Sushi-Rolle	Jalapeño Popper Hühnerauflauf	Mix aus gewürzten Nüssen
27	Zimt-Chia-Samen-Pudding	Bowl mit Pesto, Blumenkohlreis und Garnelen	Geschwärztes Lachsfilet	Caprese Salat Häppchen
28	Pfannkuchen aus Mandelmehl	Knoblauch-Garnelen-Zucchini-Nudeln	Rindfleisch Stroganoff mit Champignons	Käsechips mit Kräutern
29	Zucchini-Speck-Beignets	Frühlingsrollen mit Lachs und Salat	Auflauf mit Putenfleischbällchen und Gemüsetablett	Räucherlachs-Roll-ups
30	Veggie-Ei-Muffins	Gefülltes Huhn mit Spinat und Feta	Kabeljau nach griechischer Art mit Tomaten	Low-Carb Pizza Chaffles

UMRECHNUNGSTABELLE ZUM KOCHEN

Volume Equivalents (Liquid)

US STANDARD	US STANDARD (OUNCES)	METRIC (APPROXIMATE)
2 tablespoons	1 fl. oz.	30 mL
¼ cup	2 fl. oz.	60 mL
½ cup	4 fl. oz.	120 mL
1 cup	8 fl. oz.	240 mL
1½ cups	12 fl. oz.	355 mL
2 cups or 1 pint	16 fl. oz.	475 mL
4 cups or 1 quart	32 fl. oz.	1 L
1 gallon	128 fl. oz.	4 L

Volume Equivalents (Dry)

US STANDARD	METRIC (APPROXIMATE)
⅛ teaspoon	0.5 mL
¼ teaspoon	1 mL
½ teaspoon	2 mL
¾ teaspoon	4 mL
1 teaspoon	5 mL
1 tablespoon	15 mL
¼ cup	59 mL
⅓ cup	79 mL
½ cup	118 mL
⅔ cup	156 mL
¾ cup	177 mL
1 cup	235 mL
2 cups or 1 pint	475 mL
3 cups	700 mL
4 cups or 1 quart	1 L
½ gallon	2 L
1 gallon	4 L

Oven Temperatures

FAHRENHEIT (F)	CELSIUS (C) (APPROXIMATE)
250	120
300	150
325	165
350	180
375	190
400	200
425	220
450	230

Weight Equivalents

US STANDARD	METRIC (APPROXIMATE)
½ ounce	15 g
1 ounce	30 g
2 ounces	60 g
4 ounces	115 g
8 ounces	225 g
12 ounces	340 g
16 ounces or 1 pound	455 g

FAZIT

Auf diesen Seiten finden Sie eine Fülle von köstlichen Gerichten, die Ihnen dabei helfen, Ihre Gesundheit in den Griff zu bekommen, überflüssiges Gewicht abzubauen und unaufhaltsame Energie zu gewinnen. Mit diesen sorgfältig zusammengestellten Rezepten und einem umfassenden Mahlzeitenplan in der Hand sind Sie nun mit allem ausgestattet, was Sie für Ihren kohlenhydratarmen Lebensstil benötigen.

Die Umstellung auf eine kohlenhydratarme Ernährung mag Ihnen anfangs entmutigend oder einschränkend vorgekommen sein, aber inzwischen haben Sie sicher erkannt, dass sie alles andere als das ist. Die in diesem Buch vorgestellten Rezepte beweisen, dass es möglich ist, auch bei einer kohlenhydratarmen Ernährung eine Vielzahl von Geschmacksrichtungen, Texturen und Küchen zu genießen. Wenn Sie sich auf nährstoffreiche Zutaten konzentrieren und den Verzehr von verarbeiteten Lebensmitteln reduzieren, können Sie mühelos bessere Gesundheitsergebnisse erzielen, ohne sich entbehrungsreich oder frustriert zu fühlen.

Darüber hinaus bietet Ihnen dieses Kochbuch mit seinem 30-tägigen Ernährungsplan eine Blaupause für den Erfolg. Wenn Sie diesen Leitfaden befolgen und die vorgeschlagenen Mahlzeiten in Ihre Routine einbauen, werden Sie aus erster Hand erfahren, wie einfach und lohnend eine kohlenhydratarme Lebensweise sein kann.

Hier sind wir also am Ende dieser lebensverändernden Ressource - aber nur weil wir die letzten Seiten erreicht haben, bedeutet das nicht, dass Ihre Reise zu Ende ist. Weit gefehlt! Betrachten Sie dies als den Beginn eines aufregenden Abenteuers auf dem Weg zu optimaler Gesundheit, bei dem Sie ständig neue Wege entdecken, Ihren Körper zu ernähren und dabei jeden köstlichen Bissen zu genießen.

Mit Entschlossenheit, Engagement und der Bereitschaft, neue Geschmacksrichtungen und Rezepte auszuprobieren, können Sie alles erreichen, was Sie wollen. Möge dieses Buch eine ständige Erinnerung daran sein, dass ein kohlenhydratarmer Lebensstil nicht nur erreichbar ist, sondern auch unzählige schöne, befriedigende Momente am Familientisch mit sich bringt. Lassen Sie die Weisheit, die Sie aus diesem Kochbuch gewonnen haben, Ihr ständiges Streben nach Gesundheit, Glück und kulinarischer Erfüllung beflügeln. Guten Appetit!

Printed in Poland
by Amazon Fulfillment
Poland Sp. z o.o., Wrocław

25799944R00081